精神科看護
THE JAPANESE JOURNAL OF PSYCHIATRIC NURSING

2014.12 CONTENTS
vol.41 通巻267号

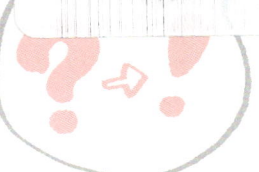

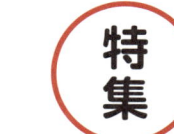

特集

法・制度の改革からみる精神科看護師の将来像

004 ◀ **「精神科病院の構造改革」と看護職の意識変革**
吉川隆博

014 ◀ **精神保健福祉法の改正**
「指針」の内容と看護職の将来像
吉浜文洋

022 ◀ 【座談会】
改正精神保健福祉法と地域移行支援
退院後生活環境相談員を看護職が担う意味
小成祐介　北舘有紀子

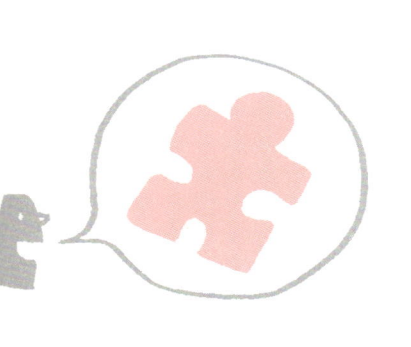

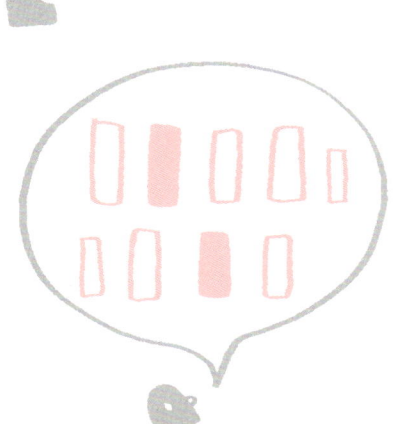

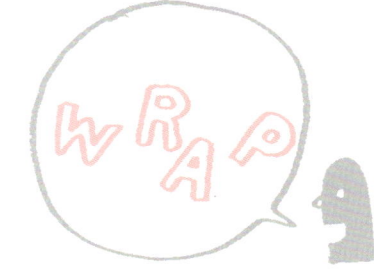

REPORT

050 浦河べてるの家 その後の先駆者たちの動向
異なる文化を通じて感じた精神保健と看護
大澤 栄

連載

042 過古のひと 夜明け前の看護譚 ⑧
榊 明彦

058 看護に行き詰ったら，当事者に訊いてみよう ⑥
MIHO　後藤美枝子　渡辺順郎　りんご　たんぽぽまる　アルジャーノン　ちよ

062 清里 楽園生活のすすめ ②
吉田周平

064 喪失と再生に関する私的ノート⑫
米倉一磨

066 土屋徹のjourney&journal㊺
土屋 徹

068 坂田三允の漂いエッセイ(105)
坂田三允

070 本との話◆『あきらめない恋愛と結婚―精神障害者の体験から』
長嶺真智子

I 形なきものとの対話(57)
竹中星郎

II 写真館(153)◆寺本真理子さん
大西暢夫

033 クローズアップ
東京都多摩市／
特定医療法人社団聖美会 多摩中央病院
編集部

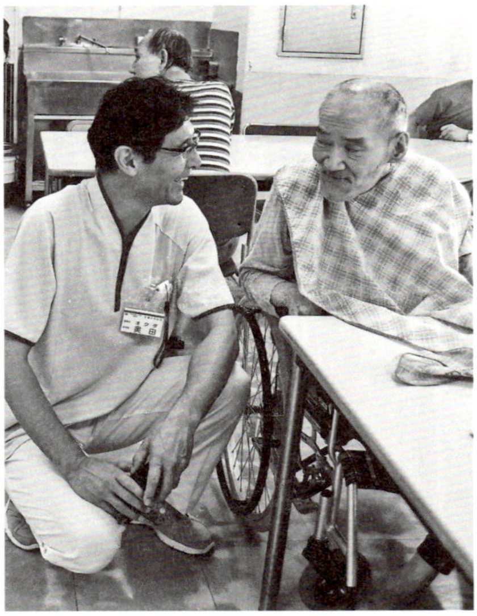

030◆学びの広場
072◆2014年『精神科看護』総目録
076◆まさぴょんの精神科看護日常茶飯事
079◆次号予告・編集後記

特集

法・制度の改革からみる精神科看護師の将来像

- ◉「精神科病院の構造改革」と看護職の意識変革
- ◉ 精神保健福祉法の改正
- ◉【座談会】改正精神保健福祉法と地域移行支援

特集にあたって

◉医療法人共生会南知多病院◉
木下孝一

本誌では，2014年5月号で『診療報酬改定にあたり精神科臨床はどう変わるか』と題し，最新の診療報酬改定が臨床に与えるインパクトについて検討する特集を組んだ。読者のみなさんの働く臨床の場では，どのような変化を感じられているだろうか。最新の診療報酬改定は，4月の精神保健福祉法の改正の内容が強く反映されていたものだっただけに，これまで以上に地域移行・定着に向けて動きが加速していることと思う。

このような動きが始まっているなかで，7月に厚生労働省の検討会で取りまとめられた「長期入院精神障害者の地域移行に向けた具体的方策に係わる検討会」では，「精神科病院の構造改革」という今後の精神科医療の方向性が明確に示された。これまで積み残されてきた課題の克服に向けて，ようやく動き出したとの期待もあるが，一方で，精神病床の機能分化・病床削減によって看護職の働く環境が変化してくることになる。

今回の特集では，この構造改革が看護職にどのような影響をもたらすのかについて取り上げた。「入院医療中心から地域生活中心へ」の流れのなかで，看護職にはどのような役割が求められていくのか，あらためて考えてみたい。そして，精神科医療のなかで自分はどのような看護をやっていきたいのか，看護職としてのグランドデザインを考えながら，これからのニーズに適応できる精神科看護師をめざしてみてはいかがだろうか。

「精神科病院の構造改革」と看護職の意識変革

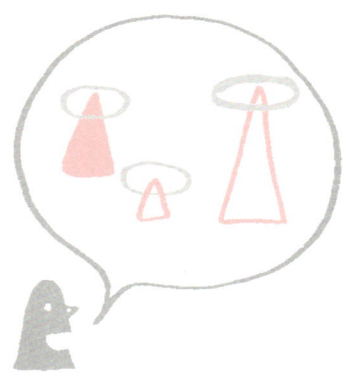

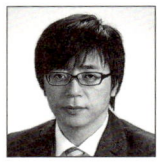

東海大学健康科学部看護学科
准教授（神奈川県伊勢原市）
吉川隆博 きっかわ たかひろ

精神保健医療福祉の改革ビジョンから10年が過ぎて

　精神保健医療福祉の改革ビジョン（2004年9月・厚生労働省精神保健福祉対策本部・10年計画）において「入院医療中心から地域生活中心へ」という理念が掲げられ，2014（平成26）年で10年を迎えました。この10年間は，理念の実現に向けてさまざまな議論がなされてきました（図1）。

　この間，精神医療の改革として救急・急性期の重点化のほか，身体合併症や児童・思春期への支援の強化など，病棟の機能分化は進んできたように思います。一方，全体を眺めて見たときに，地域移行支援に関しては大きく進まない現状があります。特に長期入院患者への対応という点では，解決が困難な状況があります。臨床では長期入院精神障害者の高齢化や身体合併症により，地域移行支援の状況がより厳しくなっている面もあります。そうした残された課題の解決を現実的に進めるための仕組みが，本稿のテーマである「精神科病院の構造改革」と大きく関連します。

　2013（平成25）年に公布された「改正精神保健福祉法」から「精神科病院の構造改革」の方向性が示されるまでの流れを表1にあげました。

法・制度の改革からみる精神科看護師の将来像　特集

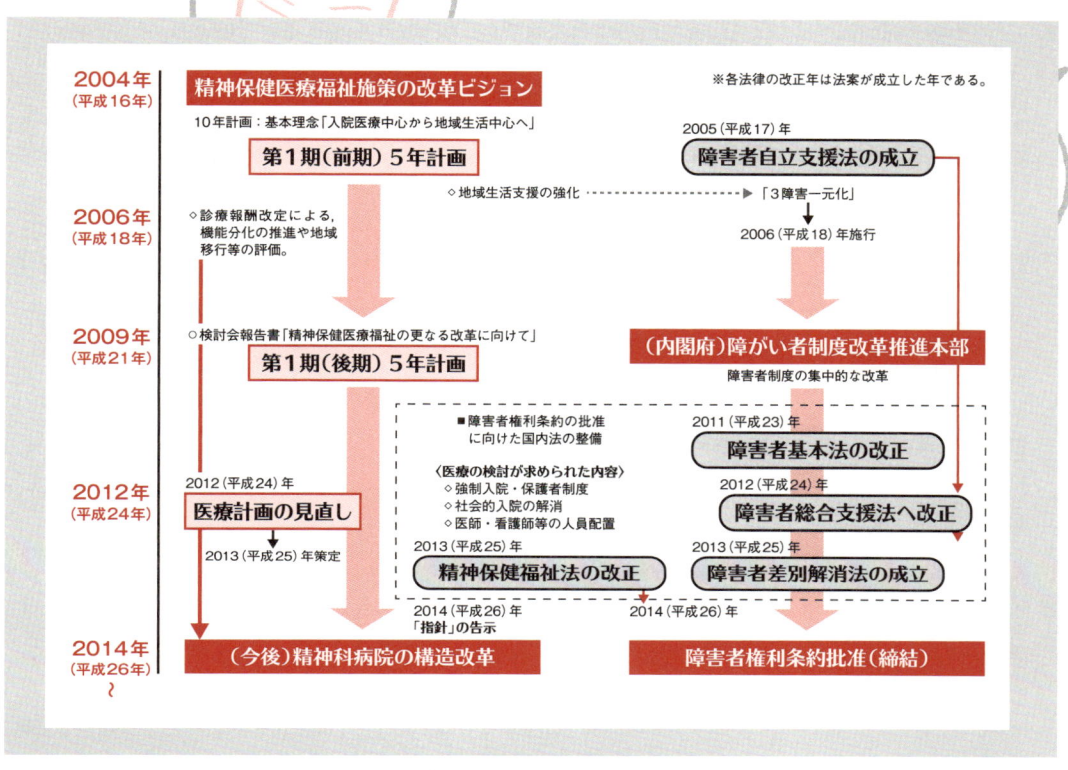

図1　精神保健医療福祉施策の流れ

　以下では，2014年7月14日に提出された「長期入院精神障害者の地域移行に向けた具体的方策の今後の方向性」の取りまとめの概要をもとに「構造改革」について概観していきたいと思います。

精神科病院の構造改革の中身と考え方

1）これから始まる精神科病院の構造改革

　本とりまとめでは，議論を進めるにあたり，まず長期入院精神障害者の地域移行および精神医療の将来像が共有されました。長期入院精神障害者の地域移行については，病院スタッフからの働きかけの促進等を行い，これまで以上に地域移行を徹底して実施することです。また，精神医療の将来像としては，精神医療の質を一般医療と同等に良質かつ適切なものとし，新たな長期入院精神障害者の発生を防ぎ，救急・急性期は一般病床と同等の手厚い人員配置にすることなどです。

　ただし，精神医療の将来像を実現するためには，診療報酬等による機能分化の推進だけでは十分ではありません。そこで病院の構造改革を行うことが必要になってきました。

　従来実施してきた精神病床の機能分化は，診療報酬の区分と相まって「病棟単位」で行われてきました。ところが，構造改革で示された機能分化については，「病床」という視点で，精神

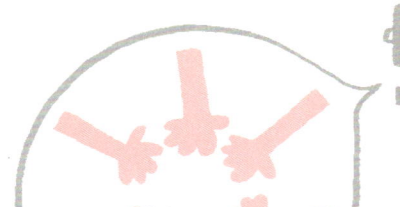

表1　改正精神保健福祉法から「精神科病院の構造改革」の方向性が示されるまでの流れ

■ 2013（平成25）年6月19日
「精神保健及び精神障害者福祉に関する法律の一部を改正する法律」公布
厚生労働大臣は，「精神障害者の障害の特性その他の心身の状態に応じた良質かつ適切な精神障害者に対する医療の提供を確保するための指針（以下「指針」という。）」を定めなければならないことが規定された（法第41条関係）。（指針に定める事項は以下の通り）
①精神病床（病院の病床のうち，精神疾患を有する者を入院させるためのものをいう。）の機能分化に関する事項
②精神障害者の居宅等（居宅その他の厚生労働省令で定める場所をいう。）における保健医療サービス及び福祉サービスの提供に関する事項
③精神障害者に対する医療の提供に当たっての医師，看護師その他の医療従事者と精神保健福祉士その他の精神障害者の保健及び福祉に関する専門的知識を有する者との連携に関する事項
④その他良質かつ適切な精神障害者に対する医療の提供の確保に関する重要事項

■ 2013（平成25）年7月26日
「精神障害者に対する医療の提供を確保するための指針等に関する検討会」を設置
・指針案の中間まとめ（同年10月11日）
・指針案（同年12月18日）の公表。機能分化については以下のように示された。
第一　精神病床の機能分化に関する事項
一　基本的な方向性（該当部分の抜粋）
機能分化は段階的に行い，人材・財源を効率的に配分するとともに，地域移行を更に進める。結果として，精神病床は減少する。また，こうした方向性を更に進めるため，地域の受け皿づくりの在り方や病床を転換することの可否を含む具体的な方策の在り方について精神障害者の意向を踏まえつつ，様々な関係者で検討する。

■ 2014（平成26）年3月7日
「良質かつ適切な精神障害者に対する医療の提供を確保するための指針」の告示（平成26年厚生労働省告示第65号）

■ 2014（平成26）年3月28日
「精神障害者に対する医療の提供を確保するための指針等に関する検討会」が「（第1回）長期入院精神障害者の地域移行に向けた具体的方策に係る検討会」と名称変更
本検討会では以下の点を基本的考えとした。
①長期入院患者本人の意向を最大限尊重しながら検討する。
②地域生活に直接移行することが最も重要な視点であるが，新たな選択肢も含め，地域移行を一層推進するための取組を幅広い観点から検討する。
なお，検討会の下には具体的な検討を行うための作業チームを設置し，取りまとめ案の検討までに計5回作業チームによる検討が行われた。

■ 2014（平成26）年6月12日
「（第3回）長期入院精神障害者の地域移行に向けた具体的方策に係る検討会」
・取りまとめ案の提出
・第3回検討会の終盤より，病床の適正化により不必要となった建物設備の有効活用（いわゆる「病棟転換」）が争点に。

■ 2014（平成26）年7月1日
「（第4回）長期入院精神障害者の地域移行に向けた具体的方策に係る検討会」

■ 2014（平成26）年7月14日
「長期入院精神障害者の地域移行に向けた具体的方策に係る検討会取りまとめ『長期入院精神障害者の地域移行に向けた具体的方策の今後の方向性』」が公表

科救急・急性期・回復期等，入院医療の必要性が高い精神障害者が利用している病床と，急性期等と比べ入院医療の必要性が低い精神障害者が利用している病床とに大別して考えることが取りまとめにおいて示されました。ここでいう入院医療の必要性が低い精神障害者とは，概ね1年以上の入院者（約20万人）であり，入院患者の約1/3に該当します。

入院医療の必要性を入院期間1年で区切ることは，現在の臨床にとって大きな違和感を覚えると思いますが，入院医療の役割を明確化するとともに，それに見合う機能と人員を確保することに繋がるとも考えられます。また，精神疾患の治療に対する考え方を，入院医療中心から地域医療（入院外医療）を含めた一体的なものへと転換することに繋がることも考えられます。

「長期入院精神障害者の地域移行に向けた具体的方策の今後の方向性」の一部要約を以下にあげます。

①入院医療の必要性により人員・機能を集約する方策

病院は医療を提供する場であることから，入院医療については，精神科救急・急性期・回復期の精神障害者及び重度かつ慢性の症状を有する精神障害者に対するもの等に人員・治療機能を集約することを原則とする。

②原則1年未満の入院期間をめざす方策

新たに入院する精神障害者は原則1年未満で退院し，現在入院医療の必要性が低い精神障害者が利用する病床に，新たな精神障害者が流入しないようにする。そのための体制整備として，回復期の医療を提供する病床のあり方について早急に検討する。

③地域移行支援機能を強化する方策

入院医療の必要性が低い精神障害者が利用している病床は，地域移行機能を強化した病床にする。そのために医療スタッフ（看護職等）よりも地域移行の支援や訓練に必要な職種を手厚く配置するとともに，病院内設備はより地域生活に即した形とし，退院に向けたクリティカルパス等にもとづき，病院外施設を積極的に活用した訓練等を実施する。

④段階的な地域移行のための病院資源の活用

退院に向けた支援を徹底して実施してもなお，高齢等の理由により移動に否定的な意向をもつ人や，病院の敷地内なら安心して生活できるという意向をもつ人等については，その選択肢の一つとして，病床資源を活用した居住系施設（いわゆる「病床転換」による施設）を利用し，段階的な地域移行支援を実施する。

（注意：病床転換は，あくまでも地域移行の推進により，入院患者が退院し病床削減した場合に認めるものである）。

厚生労働省は，上記方策の実現に向けて，今後の診療報酬改定や障害福祉サービス報酬改定等の制度改正に反映する方向です。早ければ平成28年度診療報酬改定に反映されることが予測されます。ただし，今後の制度改正に向けた検討課題もいくつか残っています。回復期の病床のあり方や，重度かつ慢性，身体合併症のある精神障害の病床のあり方などです。それぞれの病棟機能や人員配置の考え方について，今後どのような方針が示されるのか，注目する必要があります。

2）精神医療を一般医療と同等に……

　精神医療の将来像。つまり，これからめざすものとして「入院医療については，一般医療と同等に良質かつ適切なものとし……」という文言があります。一般医療と同等に良質かつ適切にという文言が意図するところですが，理解できるようでなかなか難しい。取りまとめでは，その代表例として人員配置のことが出てきています。2012（平成24）年の検討会の取りまとめのときから「精神科特例の実質的な廃止」という議論がありましたが，人員配置だけ一般医療と同じになったところで，「精神医療の質を一般医療と同等に良質かつ適切なもの」となったと言えるのか。決してそうはいえないと思います。

　では，「一般医療と同等」とはどのような状態をいうのでしょうか。この点で難しいのが，現在，一般医療も転換期の只中にあることです。たとえば2014年10月から「病床機能報告制度」が開始されました。背景には，急速な少子高齢化，社会保障費の上昇，地域医療の困窮などがあり，現在の医療提供体制では立ち行かなくなるという現状があります。つまり一般医療でも，いまでは入院医療中心から地域・在宅での支援という形に変わってきています。精神医療が「ビジョン」以降，常に掲げてきたことが，一般医療でもいわれるようになったわけです。こうしたことを踏まえて考えてみると，精神医療が一般医療と同等になるというのは，「ビジョン」以降の流れを踏まえつつ，入院と入院外医療を一体的に考えるような医療提供体制の構築をはかっていく，ということになるのではないでしょうか。

3）精神医療の現在の課題

　しかし，精神医療の場合は入院医療中心という現状の構造から抜け出せていない状況が少なくありません。1つの例として，退院の考え方にその傾向が見られます。

　精神医療では，入院治療で「患者さんの病状面やさまざまな課題」が改善・解決した結果としての退院，というような考え方がいまだ主流です。しかし，患者さんの病状やさまざまな課題（生活面，家族関係等）は，入院治療で完全に改善・解決できるものではありません。したがって，その課題解決に時間を要することで，結果的に入院が長期化する場合が少なくありません。

　一般医療がなぜ在院日数を約18日でやれているか。疾患特性等があり単純に比較することは現実的ではありませんが，今日まで一般医療が在院日数を短縮できた背景には，入院治療のゴールを明確にして，それを支える入院外の医療・看護等の体制を充実させてきたことがあるように思います。つまり，入院中にここまで改善したら，続きの治療や必要な支援は外来・在宅で引き継ぐという考えが徹底されているからではないでしょうか。「よくなったから，もう退院できますよ」ということだけでなく，「ここまできたら，後は外来（在宅）でやれますよ」という退院の目安があるからだと思います。

　しかし精神科の場合は，入院治療計画において入院外治療を含めて考える発想はさほど高くありません。いわば入院中に「もうこれで大丈夫。この患者さんは安心して地域生活が送れる」というレベルにまで達していないと，退院に進めない。つまり，一般医療のように入院医療と入院外医療がセットになっていないという

わけです。

医療提供体制に関して，一般医療が精神医療と構造的に異なるのは，一般医療では「かかりつけ医」などの身近な医療機関と，入院する医療機関が異なるというケースが多いところです。身近な医療と入院医療が別の医療機関（主治医）だからこそ，「入院医療の役割はここまで」という発想が強まり，医療連携が生まれ，「つなぐ」という流れができます。一方，精神科の場合は，入院も外来も同じ医療機関の場合が多い。したがって，精神医療の場合は「安心できるまで（入院医療で）みよう」という構造が保たれているのかもしれません。

こうした構造があるなかで，患者の地域生活を支える医療や支援体制について体験的に学ぶことは重要です。しかし，座学だけで，その感覚が実感できるかというとなかなか難しい部分があります。そのため，看護者が自分の受け持ち患者と一緒に退院のための訓練として，一緒に地域に出てみるという経験は有意義です。退院前訪問看護により生活の場を見ることもできますが，地域の事業所等の体験利用に同行することも重要です。

地域で生活している精神障害者の中には，病棟の受け持ち患者よりも症状等の重い人がいることに気づきます。そうした方々が地域生活を送っているという現実を目の当たりにすることで，「症状がよくならない限り，退院は難しい」という発想からの意識の転換が起こりやすくなるのではないでしょうか。

4）看護職の意識変革が求められている
①政策課題を取り巻く温度差

検討会構成員の立場からの思いになりますが，検討会での議論に現場の課題観が十分に反映されているのかと問われると，正直自信がもてない部分があります。その要因としては，政策課題に対する各機関・職種等の認識に，温度差があるように感じていたからです。その思いはいまも続いています。

②障害者権利条約の批准という課題

たとえば，長期入院精神障害者の課題認識を取り上げると，各機関・職種等によって重要視する部分が異なっているように思います。2009（平成21）年，内閣に「障がい者制度改革推進本部」が設置されてからは，障害者権利条約の批准に向けて，精神障害者に係る制度も障害者の権利を守るという観点から見直しが求められてきました。医療保護入院制度が改正になったのも，現場の課題からではなく，障害者権利条約の批准に向けた法整備が目的でした。

近年では，このように政策課題や検討会での議論には障害者の権利という視点が大きく反映されています。長期入院精神障害者の課題解決についても同様です。具体的には，2011（平成23）年に改正された「障害者基本法」では，共生社会における共生等の規定（第3条関係）において，「全ての障害者は，どこで誰と生活するかについての選択の機会が確保され，地域社会において他の人々と共生することを妨げられないこと」と明記されました。精神科病院における長期入院精神障害者の状況は，この規定に照らし合わせ，選択の機会や地域社会における共生が保たれていないと指摘をする声が多く聞かれます。そのため，地域移行を推進することが求められています。

③「障害者の権利」という意識

ただし，このような障害者の権利をはじめ，

障害者施策については，医療機関やそこで勤務する看護職等の医療スタッフには距離感があるのではないでしょうか。それは医療スタッフが決して障害者の権利を軽んじているということではありません。ただし，医療機関では「患者の権利」は身近に感じても，「障害者の権利」となると，目の前の入院患者さんに結びつけて考える習慣が少なかったのかもしれません。

「精神障害者」という表現は，看護職もよく使います。研修会や書籍等では入院中であっても対象者のことを「精神障害者」と表記することが一般的です。これまで，そこに疑問をもつ意見は聞かれませんでした。もしかすると，深く考えずに使っていた人も少なくないと思います。しかし，「障害者」という表現を用いるからには，先ほど説明したような制度・法律と関連して考えることが必要になってきます。

④「長期入院」への感覚の温度差

さらに，取りまとめでは病院の構造改革に向けて，「病院は医療を提供する場であること」と明記されている箇所があります。看護職からすると，あたりまえのことが書かれていると感じるかもしれません。しかし，そのことが表現しているのは「病院は生活の場であってはならない」ということです。生活の場というのは長期入院の状況を指しています。取りまとめでは，冒頭で説明したように「入院医療の必要性が低い精神障害者が利用している病床」という考え方として反映されましたが，ここにも若干の温度差があるように感じています。

従来，看護職らは長期入院というと，どのくらいの入院期間をイメージしていたでしょうか。5年以上，10年以上と，そもそも所属する医療機関によってその感覚に大きな開きがあったのも事実です。ところが，近年の政策検討場面では，精神科病院における長期入院は1年以上とする考え方が多くなってきました。今年度になって，改正精神保健福祉法や診療報酬の算定要件などにも，入院期間は1年を超えないという考え方が反映されました。看護職をはじめ多くの医療スタッフが，その感覚を身に着けることが必要になりました。

地域援助事業等の立場の人から，「病院では看護の力が大きい。だから，看護の力を期待している」というようなことを言われます。しかしこれは裏を返すと「看護ががんばってくれないと，精神医療がよくならない」という意味だと私は受け取っています。厳しい見方ですが，それだけの力をもっているのも事実です。だからこそ，看護職に注目し期待をされているのだと思います。

精神科病院の構造改革で看護職の活躍の場はどう変わるか

公表された検討会の取りまとめでは，「入院医療の必要性が低い精神障害者が利用している病床は，地域移行機能を強化した病床にする。そのために医療スタッフ（看護職等）よりも地域移行の支援や訓練に必要な職種を手厚く配置する」と示されています。一方で，「入院医療については，精神科救急等地域生活を支えるための医療等に人員・治療機能を集約することが原則であり，これに向けた構造改革が必要（財政的な方策も併せて必要）」としています。

つまり単純に考えてみると，病床の適正化により，入院期間1年以上の精神障害者が利用する病床では従事する看護者数が減ることになり

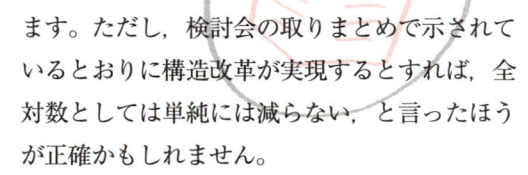

法・制度の改革からみる精神科看護師の将来像　特集

ます。ただし，検討会の取りまとめで示されているとおりに構造改革が実現するとすれば，全対数としては単純には減らない，と言ったほうが正確かもしれません。

2012年の患者調査によると，100床あたりの常勤換算従事者数では，一般病院の計59.7人（看護師51.0人，准看護師8.7人）に対し，精神科病院では計32.7人（20.1人，准看護師12.6人）と，一般病院の約半数の看護職で患者のケアにあたっている状況があります。今後の精神科入院医療の人員配置等を一般医療と同等にすることを考えると，看護職が余るといった状況は考えにくいと思います。もちろん，そのためには財政的な方策である診療報酬による適正な評価が欠かせません。

「病棟転換」について
議論の紛糾から方向性が示されるまで

第3回「長期入院精神障害者の地域移行に向けた具体的方策に係る検討会」の終盤から争点になったのが，「3. 病院の構造改革の方向性」において示された病床の適正化により不必要となった建物設備の有効活用（いわゆる「病床転換」）です。

建物設備（病床）の有効活用の方法は3種類示されており，1つは「医療を提供する施設等」としての活用（例：精神科救急・急性期病床，外来・デイケア，訪問看護等の施設）であり，あと2つは「医療を提供する施設等以外」としての活用として，居住の場（例：グループホーム，介護保険施設等）と，居住の場以外（障害福祉サービス事業所，介護保険サービス事業所等）でした。

検討会での議論は，特に居住の場としての活用に対し意見が分かれましたが，時間の関係で十分な議論には至らず，次回の検討会に議論が持ち越されることになりました。

第3回検討会の開催後から次回の検討会開催までの間には，病床転換に批判的なマスコミ報道が行われたり，障害者団体等による病床転換への反対集会が開催されたりする等，検討会における議論の行方が社会的にも注目を浴びることになりました。

そのようななかで開催された7月1日の第4回検討会では，居住の場への転換について，「病院敷地内への退院は地域移行とはいえない」「障害者権利条約に抵触する」等，当事者を含む構成員から強い反対意見があった一方で，「地域移行を進めるための資源が少ない」「改革を進めるための選択枝の1つとして必要」「病床削減に向けた時限的な措置にすべき」等，賛成・容認の立場からの意見も多くあがりました（表2）。

最終的には事務局側（精神・障害保健課）から，病床転換の考え方については，「あくまで地域生活へ直接移行することが原則であるということ」「今回の措置は現在入院している患者さんを対象とする例外的なものであるということ」，そして「認める条件については厳格に行うということ」「まずは自治体と連携して試行的に実施し，その運用状況を検証すること」を，報告書に追加する修正案が提出され取りまとめに至りました（表3）。

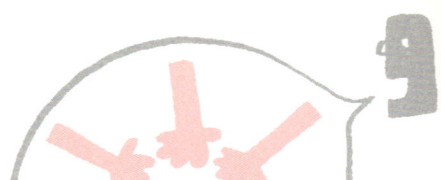

表2　検討会の取りまとめにおいて示された，病床転換に関する「活用の場合に必要な条件として検討すべき事項（例）」

<居住の場としての活用も可との意見>
【活用の前提】
- 現行法令下でも，精神障害者に限定せず，精神障害者以外の人の利用を含めた居住の場としての活用は可能。グループホームを含め，精神障害者が居住の場として利用する場合は，権利擁護の観点からも人権侵害や不必要な管理等の行うべきではない制限や規則などを明確にすべき。

【活用の場合に必要な条件として検討すべき事項（例）】
- 本人意向の最大限尊重，契約行為が前提であり，本人の自由意思を担保する仕組みを設けるべき。（入居後も継続的に意向確認すべき）
- 精神障害者の入居時は第三者が関与すべき。
- 原則として利用対象者を現時点での長期入院精神障害者に限定すべき。
- 外部との面会や外出を自由にすべき。
- 食事，日中活動の場等の自由を担保すべき。
- 居住の場のスタッフについて，病院スタッフとの兼務は認めないこととすべき。
- 利用期間を限定すべき。
- 運営に係る第三者評価を行うべき。
- 入居後も本人の意思に沿った地域移行を促すべき。
- 地域における居住資源が不足している場合に限定して設置を認めるべき。
- 病院が地域から孤立していない場合に限定して設置を認めるべき。
- 高齢で介護を必要としている精神障害者向けの支援として検討すべき。
- 時限的な施設とすべき。（第三者が設置した場合は除く。）
- 構造的に病院から一定の独立性を確保すべき。（外階段など）。

<居住の場としての活用は否との意見>
- 治療関係という主従関係をベースとした場所に居住の場を作ると，権利侵害が起きる可能性が高い。権利侵害が起きる可能性は厳に回避すべき。
- 障害者権利条約から考えて，居住施設は認めるべきではないという前提のもと，居住の場以外の議論をしっかり行うべき。
- 不必要となった建物設備を居住の場として使うのは，医療による精神障害者の抱え込みの構図である。

表3　病院資源のグループホームとしての活用について（検討会の取りまとめの概要より）

- 地域移行する際には，地域生活に直接移行することが原則。
- 退院に向けた支援を徹底して実施してもなお退院意欲が固まらない人に対しては，本人の権利擁護の観点，精神医療の適正化の観点から，段階的な移行も含めて，入院医療の場から生活の場に居住の場を移すことが必要。
- その選択肢の一つとして，病院資源をグループホームとして活用することを可能とするために，障害者権利条約に基づく権利擁護の観点も踏まえ，一定の条件付け（※）を行った上で，病床削減を行った場合に敷地内への設置を認めることとし，必要な現行制度の見直しを行うべきこと，また，見直し後の事業を試行的に実施し，運用状況を検証するべきことが多くの構成員の一致した考え方（※※）。

※「本人の自由意思に基づく選択の自由を担保する」「外部との自由な交流等を確保しつつ，病院とは明確に区別された環境とする」「地域移行に向けたステップとしての支援とし，基本的な利用期間を設ける」等
※※あくまでも居住の場としての活用は否との強い意見があった。

精神医療の改革のなかで求められる「意識変革」

　これから始まる「精神科病院の構造改革」について，その概要と改革に対して看護職個々が考えなければならないことを述べてきました。しかし，もっとも大切なことは，国で行われている検討会やそこでの方向性の範囲内で考える

法・制度の改革からみる精神科看護師の将来像 特集

ということではなく，それを1つのきっかけとして，精神医療に従事する自分たちがどう将来像を描いていくかではないでしょうか。「検討会の報告書なりが示す方向性が○○だからその方向に向かう」ということではなく（つまり受け身な姿勢だけではなくて），これをきっかけにして，今後看護職としてどのように動いていくか，という能動的な発想が求められるのだと思います。

　看護職の意識変革。まさにこの言葉がキーワードとなると思います。

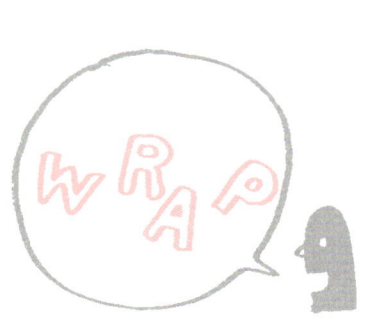
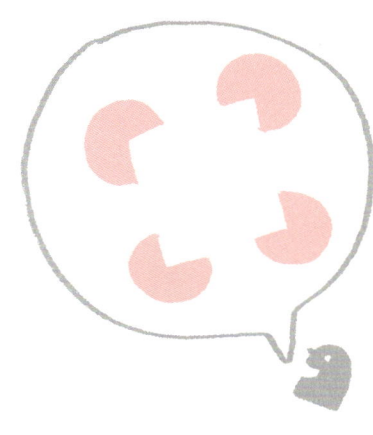

精神保健福祉法の改正
「指針」の内容と看護職の将来像

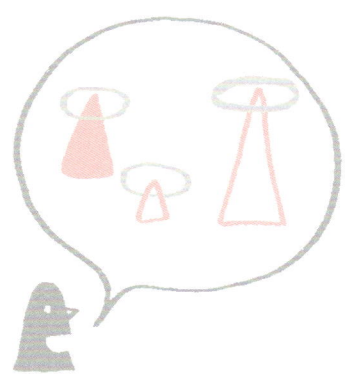

精神保健福祉法改正の背景 「改革ビジョン」の10年

　2004（平成16）年9月に厚生労働省精神保健福祉対策本部が発表した「精神保健医療福祉の改革ビジョン」（以下、改革ビジョン）では「入院医療中心から地域生活中心へ」という基本理念のもと、「受入条件が整えば退院可能な者（約7万人）については、精神病床の機能分化・地域生活支援体制の強化等、立ち後れた精神保健医療福祉体系の再編と基盤強化を全体的に進めることにより、併せて10年後の解消を図る」との施策の方向性が示されました。

　2009（平成21）年9月には改革ビジョン前期5か年の総括と後期5か年の重点施策群の策定に向けて、有識者による検討の結果が公表されています。この取りまとめでは、改革ビジョンで掲げられた社会的入院者の退院促進が思いのほか進まないなかで、新たな数値目標として「（2014年までに）統合失調症入院患者数を15万人に減少」させることや「入院患者の退院率等に関する目標を継続し、精神病床約7万床の減少を促進」することが示されました。これまで、減少をはかるのは「社会的入院者」とされていましたが、この中間総括では「統合失調症入院患者」と、数値目標がより具体的になったわけです。

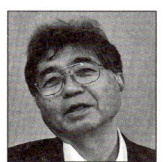

佛教大学保健医療技術学部看護学科
教授（京都府京都市）
吉浜文洋 よしはま ふみひろ

法・制度の改革からみる精神科看護師の将来像　**特集**

　この数値目標の達成について「患者調査」における精神病床入院患者の疾病内訳でみると，2011年の段階で「統合失調症，統合失調症型障害及び妄想性障害」で，17万人弱。遡って2008年の段階で18万人程度なので，順調に減少しているといえると思います。2014年はまだ調査結果が出ていませんが，目標値としての15万人前後に減少しているかもしれません。統合失調症の入院者数減少は，ほぼ目標を達成しているものと思われます。

　他方，病床数をみてみると，この間，大きな減少はありません。直近の数字（630調査）としては，2009年では342,446床，2010年で340,392床，2011年では337,842床と，減少の幅は大きくありません。精神科病院の入院患者の過半数を占めている統合失調症圏の患者数は順調に減少しつつありますが，病床数は減らず，空床率が高くなっているだけです。国は，拡大を続ける医療費の伸びを抑制しようと精神科の病床に限らずベッド数抑制策を取っています。しかし，精神病床についていうと，入院者の減少，死亡退院，身体合併症での転院などで病床利用率は低下していますが，病床数そのものは思うほど減少していないといえます。

改革ビジョン以降

1）今後の精神保健医療福祉に関する指針の策定

　2013年6月13日「精神保健及び精神障害者福祉に関する法律の一部を改正する法律」（以下，精神保健福祉法）が衆議院本会議で可決され，6月19日に公布されています。そして，翌2014年4月1日，精神医療審査会関係の委員の構成に関する事項を残しほぼ全面的な施行となりました。

2）改正法の要点

　今回の主な改正点は，（1）精神障害者の医療の提供を確保するための指針の策定，（2）保護者制度の廃止，（3）医療保護入院の見直し，（4）精神医療審査会に関する見直し，ということになります。本稿では主に（1）について検討しながら，転換していく精神保健医療福祉施策における看護職の立ち位置について考えていきたいと思います。（2）（3）（4）に関しては，『精神科看護白書2010→2014』（精神看護出版）に詳しい解説がありますから，そちらを参照いただければと思います。

3）指針に盛り込まれた内容

　今回の法改正では，医療保護入院に関心が集まりましたが，精神科看護の立場から第41条（指針）を考えていくことも必要です。この条項は厚生労働大臣に「良質かつ適切な精神障害者に対する医療の提供を確保するための指針」を定める義務を課しており，これは改革ビジョン以降の精神科医療の基本的な枠組みとなるからです。

　10年前の改革ビジョンは，「精神保健福祉対策本部」の取りまとめた将来構想で，法律での位置づけは明確ではありませんでした。しかし，今回の法改正では，法律本文に，これから取り組むべき課題を示したうえで「指針」を定めることが明記され，そして，その内容が告示として出されています。今後の方針を法律に書きこんだことに，厚生労働省の政策実現への「本気度」が現れているのではないか。そういう印象をもっています。

精神保健福祉法第41条2項は，指針に定めるべき事項として以下の4点をあげています。
①精神病床の機能分化に関する事項
②精神障害者の居宅等における保健医療サービス及び福祉サービスの提供に関する事項
③精神障害者に対する医療の提供に当たって医師，看護師その他の医療従事者と精神保健福祉士その他の精神障害者の保健及び福祉に関する専門的知識を有する者との連携に関する事項
④その他良質かつ適切な精神障害者に対する医療の提供の確保に関する重要事項

　厚生労働省告示65号「良質かつ適切な精神障害者に対する医療の提供を確保するための指針（以下，指針）」は，法第41条2項で定めるべき事項として列挙されている4つの事項に前文がついている広範な内容を網羅した文書です。

　前文には，「地域社会の一員として」「自立並びに社会活動への参加を促進」など，これまでの障害者関連行政文書で見慣れたフレーズが並んでいます。そのなかで「精神障害者が社会貢献できるよう」という文言が目を引きます。「ピアサポートを促進」することも基本的な考え方の項目で述べられています。医療者と保健・福祉関係者の連携についての項目でも，「ピアサポーターが適切に支援を行えるよう，必要な研修等の取り組みを推進する」と記されており，この指針は当事者活動の活性化を視野に入れていることがわかります。以下，指針の4つの項目についてみていきます。

①精神病床の機能分化に関する事項

　指針は，「わが国の精神科医療状況に応じた精神病床の機能分化」を進めていくとしたうえで，外来，他職種チームによる訪問支援などの充実で退院後の地域生活支援を強化していくことが基本的な方向性だとしています。病院は，地域の相談支援専門員，介護支援専門員等との連携をはかり，早期退院へ取り組み，入院医療から地域生活への移行を推進しなければならないのです。

　指針案を議論する過程で積み残しとなった「長期入院者の地域移行の具体的方策」については，以下のように整理されています。「精神病床の機能分化は段階的に行い，精神医療に係る人材及び財源を効率的に配分するとともに，精神障害者の地域移行を更に進める。その結果として，精神病床は減少する。また，こうした方向性を更にすすめるため，地域の受け皿づくりの在り方や病床を転換することの可否を含む具体的な方策の在り方について，精神障害者の意向を踏まえつつ，保健・医療・福祉に携わる様々な関係者で検討する」。

　この方針を受けて，「長期入院精神障害者の地域移行に向けた具体的方策に係る検討会」が開催されました（2014年3〜7月）。日本精神科看護協会は，この検討会に以下のような提言を行っています。①長期入院者の地域移行支援については，くり返し議論されているので，実現可能性，実効性のある方策を検討すること，②1年以上の入院者を長期入院者と一括りにするのではなく，65歳以上の長期入院者については別課題としての検討が必要なこと。

　指針では，入院している精神障害者を「急性期」「入院期間1年未満」「重度かつ慢性」「重度かつ慢性以外の1年以上の長期入院者」「身体合併症」の類型に区分して医療提供体制を確

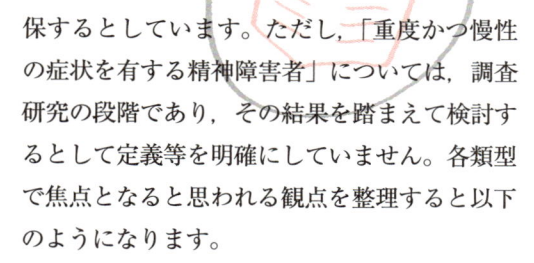

保するとしています。ただし,「重度かつ慢性の症状を有する精神障害者」については,調査研究の段階であり,その結果を踏まえて検討するとして定義等を明確にしていません。各類型で焦点となると思われる観点を整理すると以下のようになります。

- 急性期:医師,看護職員の配置を一般病床と同等とすることをめざす。
- 入院期間1年未満:多職種チームによる質の高い医療を提供し,退院支援に取り組む。
- 入院期間1年以上(「重度かつ慢性」以外):多職種による退院支援を行い,原則行動制限禁止とする。外部支援者との関係をつくりやすい開放的な環境を整備する。
- 身体合併症:精神科リエゾンチームとの連携で一般病床において治療できる体制の確保をはかる。精神病床でも対応できる体制を確保する。

②精神障害者の居宅等における保健医療サービス及び福祉サービスの提供に関する事項

この項目で示されていることは,精神障害者が入院治療に頼らず「地域で生活しながら医療を受けられる」よう多様なサービスを提供できる体制の整備を推進するというものです。具体的には,外来,デイケア等の外来医療,リハビリテーション,アウトリーチ,訪問診療・訪問看護の充実,身体合併症への対応を含む救急医療体制の整備,精神科以外の医療機関や保健所,精神保健福祉センターとの連携等の推進があげられています。

さらに,地域移行・地域定着支援サービス,居住支援,ホームヘルパー派遣等の障害者総合支援法関連のサービスを提供できる体制の整備も推進するとされています。精神障害者が地域移行し医療を受けつつ生活していくには,このような一連の支援が必要なのです。

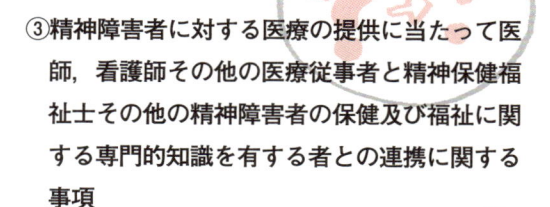

③精神障害者に対する医療の提供に当たって医師,看護師その他の医療従事者と精神保健福祉士その他の精神障害者の保健及び福祉に関する専門的知識を有する者との連携に関する事項

指針は,入院医療,退院支援においては医師,看護職員,精神保健福祉士,作業療法士等の多職種のチームによって医療を提供することが重要としています。外来・デイケア等の地域医療においても同様ですが,職種としては,薬剤師,臨床心理技術者がつけ加えられています。

アウトリーチでは,さらに必要に応じて,「保健所及び市町村保健センターの保健師及び精神保健福祉相談員」,指定地域相談支援事業の「相談支援専門員」等の多職種が連携して必要な医療を確保するとしています。

人材の養成・確保としては,一般の医療従事者に精神疾患についての知識,技術の普及啓発をはかる観点から精神科での研修を推進することも盛り込まれています。精神保健指定医もニーズの増大,多様化を踏まえ人材の確保,質の向上をはかるとされています。

急性期の症状は治まったとしても障害,慢性疾患を抱えての地域生活は医療職のみで支えるには限界があります。QOLの充実は医療の枠だけでは実現できません。医療システムというより,医療をサブシステムとして組み込んだ包括ケアシステムとして施策が展開される必要があり,そのためには福祉職の関与は必須といって

表1 病棟の人員配置基準（精神科医療の機能分化と質の向上等に関する検討会　今後の方向性に関する意見の整理）

病棟区分	対象患者	看護職の配置等	他の従事者等
（1）救急・急性期病棟	入院〜3か月未満	看護職員　3：1	医師　16：1 薬剤師　70：1
（2）回復期リハビリテーション病棟	3か月〜1年未満	看護職員　3：1　を基本とする 一定割合は精神保健福祉士等の従事者の配置も可	医師　48：1 退院支援にかかわる従事者の配置義務
（3）長期慢性病棟	現在の長期在院者	多職種で　3：1 看護職員，精神保健福祉士，作業療法士，理学療法士，看護補助者（介護職員）など	医師　48：1以下 開放的な処遇を確保 外部支援者との関係がつくりやすく地域生活に近い療養環境
（4）「重度かつ慢性」病棟	対象患者の基準を明確化し，限定的な取り扱いとする		

※現在の医療法施行基準：精神病床　看護職員　4：1（当分の間，看護職員5：1，看護補助者を合わせて4：1）

よいでしょう。

「地域で生活しながら医療を受けられる」体制の整備には，病院医療以上に対象者の個別性への配慮が必要になります。地域生活支援はその人のQOLの向上，その人の価値観，生き方を尊重したかかわりをめざします。しかし，治療医学のように基準値，正常値といった明確な目標があらかじめ設定されているわけではありません。看護職をはじめケア提供者には個別対象者の要望，期待は何かをじっくり聞き，把握することが要求されることになります。

④その他良質かつ適切な精神障害者に対する医療の提供の確保に関する重要事項

この事項には，下位項目として「関係行政機関等の役割」「人権に配慮した精神医療の提供」「多様な精神疾患・患者像への医療の提供」「精神医療の診療方法の標準化」「心の健康づくりの推進及び知識の普及啓発」等が並んでいます。

精神保健福祉センターは，アルコール・薬物の依存症，発達障害について専門的な相談支援が行えるよう体制整備を推進するとされています。これらが現在，対応を迫られている新たな課題ということになります。さらに，児童・思春期精神疾患，老年期精神障害，自殺対策，依存症，てんかん，高次脳機能障害，摂食障害，災害医療，心神喪失等の状態で重大な他害行為を行った者に対する医療――がなんらかの取り組みを要する精神疾患・患者像として取り上げられています。

この指針は5年後を目途として必要な見直しを行うことが告示のなかに明記されています。今回の法改正の主旨は「精神障害者の地域における生活への移行を促進する精神障害者に対する医療を推進するため」です。したがって，指針相互の関係は，指針の第一「精神病床の機能分化」も第三の「医療従事者と保健・福祉専門職の連携」も指針の第二に示されている「居宅等における保健医療福祉サービスの提供」を促

法・制度の改革からみる精神科看護師の将来像　特集

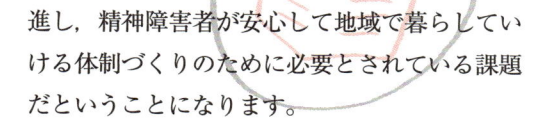

進し，精神障害者が安心して地域で暮らしていける体制づくりのために必要とされている課題だということになります。

4) 高齢長期在院者の地域移行について

高齢の患者の地域移行の場合の介護保険との連携について都道府県あての事務連絡文書が今年の10月24日に出されています（厚生労働省社会・援護局障害保健福祉部，精神・障害保健課「長期入院精神障害者の地域生活への移行を促進するための介護保険担当部局との連携について」）。これは，指針の最後の方にある「この指針に基づく具体的な施策を実施するに当たっては，医療計画，障害福祉計画，介護保険事業計画その他の分野の計画等に配慮することとする」を受けてのものと思われます。

この文書では，第4期障害福祉計画（2015年から2017年まで）における入院中の精神障害者の地域生活への移行に関して，入院後3か月時点の退院率を64％以上，入院後1年以上の退院率を91％以上，入院期間が1年以上の長期在院者を2012年6月末時点から18％以上減少させるという国の目標があることに注意を喚起しています。

この目標設定では長期在院者について全国で3.6万人の地域移行となり，そのうち高齢精神障害者は1.8万人と推定されています。この対象者の中には，介護保険のサービスを受ける者も含まれることになるので，都道府県は，その人数やサービス量を推計して，介護保険事業（支援）計画を策定すること—というのがこの文書の趣旨です。

精神病床の入院者のほぼ半数が65歳以上であり，高齢精神障害者の地域移行に当たっては介護保険のサービスを利用するケースも少なくないと思われます。2012年からは，補助金事業として「高齢入院患者地域支援事業」も始まっています。長期入院者の過半数を占める高齢者の地域移行促進が精神病床の削減のカギとなると考えた場合，今後，病院関係者が「本人も望んでいないし，受け入れてくれるところがない」ので困難だとしていた身体合併症をもった高齢者であれ，地域移行の圧力がかかってくることになるのではないか。そう思わせる通知です。

精神科看護の将来像
—近い将来，求められる役割

「指針」において示された「精神病床の機能分化に関する事項」や「今後の方向性に関する意見の整理」[*1]を考え合わせると，今後，精神病床は入院期間が，①3か月未満の病床，②3か月以上1年未満の病床，③長期在院者の病床，④「重度かつ慢性」の病態をもつ患者の病床という4類型に機能分化されるものと思われます。

また前項で詳しく述べたように，「長期入院精神障害者の地域移行に向けた具体的方策の今後の方向性」の取りまとめでは，入院医療の必要性により人員・機能を集約するという方針が出されました。指針やこれらの検討会取りまとめを総合すると，今後，看護職の働く場に大

*1　2012（平成24）年3〜6月にかけて行われた「精神科医療の機能分化と質の向上等に関する検討会」の取りまとめ。今後の精神医療の方向性について「機能分化を着実に進めていくことにより，今後，精神科医療の中心となる急性期では一般病床と同等の人員配置とし，早期退院を前提としたより身近で利用しやすい精神科医療とする」ことが確認された。

きな変化が生じるのは必至と考えざるを得ません。端的に言うと、看護職は救急・急性期医療か地域医療部門のどちらかに集約されると思われます。

地域移行に関しては2014年度の診療報酬改定で精神療養病棟入院料及び精神科入院基本料を算定する病棟について、精神保健福祉士を配置した場合の評価である「精神保健福祉士配置加算　30点（1日につき）」が新設されたり、「長期入院精神障害者の地域移行に向けた具体的方策の今後の方向性」の取りまとめでは「長期入院精神障害者（1年以上）の病床は、医療スタッフ（看護者等）よりも地域移行の支援や訓練に必要な職種を手厚く配置」するという方向性が示されたりと、急性期以外における看護の役割は徐々に減っていくのではないかと思われます。

「精神科医療の機能分化と質の向上等に関する検討会」（2012年6月）においては、「3か月以上1年未満の病床（いわば回復期リハビリテーション病棟）」の人員配置は、看護職員配置「3：1を基本」としつつ「一定割合は」看護職員以外の他の職種の配置を可能とするとしています。そして「長期在院者の病床（長期慢性病棟）」は、多職種で「3：1」であり、看護職員の配置の割合については明らかにされていません（表1）。ですから、「長期在院者の病床（長期慢性病棟）」に関しては、（病院経営的に考えると）看護以外の職種を多く配置するということも考えられます。もちろん看護がまったくいらなくなる、ということはあり得ませんから、看護職には福祉職やリハビリテーションの専門職が行えない身体管理や医療処置のなどの「診療の補助」的な役割が現在以上に期待されることになるでしょ

う。また、医療・福祉の全般を見通せる立ち位置にいるのは看護職だとすれば、小数の看護師が病棟をマネジメントしながら、多様な職種をコーディネートする役割を取らなければならないともいえます。

もう1つの精神科看護師の将来像として考えられるのが、「看護師の脱施設化」つまり患者の地域移行に伴って看護師も地域に移行していくというものです。具体的には、看護師が地域で訪問看護ステーションなどを立ち上げ、病院組織を離れ自立していく方向性です。

今後「入院医療中心から地域生活中心へ」と精神保健医療福祉の政策が本格化してくると、病床数は確実に減少します。北欧やイタリアの脱施設化では、看護職は一時期、この政策転換に抵抗したようです。

人は基本的に保守的であり、変化を嫌うといわれます。それは、変化が自己否定を伴い、アイデンティティを揺るがすからです（病院医療のなかで精神科看護を考えてきた自己の否定）。そして、変化によってもたらされる状況は、初めて経験することなので、身近にモデルがありません（地域生活を支える看護モデルはまだ確立されているとは言い難く、イメージしにくい）。また、変化の導入をはかろうとする者へ集団はプレッシャーをかけます（地域移行という新しい価値観は、病院医療中心の価値観の崩壊を食い止めようとする勢力の抵抗にあう）。

これまで多くの精神科看護職は精神科病院という枠に守られてきました。ですから、病床数の削減などで精神科病院に仕事の場がなくなることには抵抗感があるのは当然です。新しい価値観「入院医療中心から地域生活中心へ」を受け入れ、「抵抗勢力」とならないためには不安

法・制度の改革からみる精神科看護師の将来像　特集

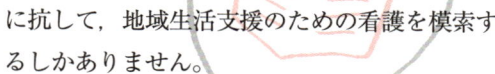

に抗して、地域生活支援のための看護を模索するしかありません。

今後の課題

「改革ビジョン」を引き継いだ「指針」が法に位置づけられ、告示として示されることによって今後の精神保健医療福祉の施策は、焦点が明確になったと言えますが、先送りとなっている課題もあります。たとえば、認知症問題。基本的な方針として地域・在宅での支援という方向性が認知症施策推進5か年計画（オレンジプラン）によって示されましたが、精神科病院はどのような役割を果たすことになるのか、いまひとつ明確ではないような印象です。

「重度かつ慢性」も同様で、どのように定義するのか、いまだ、「検討中」です。「重度かつ慢性」に該当すると評価されれば、長期入院がこれまでどおり容認される可能性があります。また、身体合併症の定義も今後必要になってくるだろうと思います。65歳以上であれば、ほとんどの方がなんらかの身体の病気をもっています。精神科病院において「入院の必要性の高い」身体合併症とはどのような病態を指すのか。これも明確にされなければならないでしょう。このように課題はまだまだあるのです。

おわりに

本稿では、看護職の将来像を楽観的に描くことはできませんでしたが、看護職の基本的な役割は、現在と大きく変わるものではないかもしれません。しかし機能分化後の病棟区分が入院期間を指標にしていることからもわかるように、看護職には現在以上に目標を明確にし、時間を意識したかかわりが要求されることになるのは確実です。

今回の法改正では、医療保護入院は、1年以内に退院させることを原則とすることが強く打ち出されました。入院時の診療情報提供書に、入院期間の見込みを明記し、見込んだ期間に退院できなければ、退院支援委員会を開催して、新たな入院期間を設定することになっています。診療報酬では、ほぼ同様な仕組みが療養病棟の施設基準となりました。

病院スタッフは、時間を意識して医療保護入院者にかかわり、療養病棟の運営にあたることになります。すでに精神科救急・急性期医療では、入院期間3か月が定着しています。クリニカルパスを導入して3か月以内の退院をめざす病院も増えています。このように1年以内の退院、あるいは3か月以内の早期退院という時間軸を組み込んだケアの展開が一般的となっていくだろうと思います。

もう1つ、考えなければならない精神科病院の時間は、長期在院高齢者の時間です。年間1万人余の長期在院者が死亡退院しています。死亡退院者のなかには、高齢者も多く含まれていると思われます。高齢者に残された時間は、そう長くはありません。地域移行を急がなければ、死亡退院で病院を出ていくことになります。高齢となり、身体合併症も抱えた長期在院者の今後のことについて真剣に検討されなければならないと思います。しかも、時間をかけずにです。

座談会

改正精神保健福祉法と地域移行支援
退院後生活環境相談員を看護職が担う意味

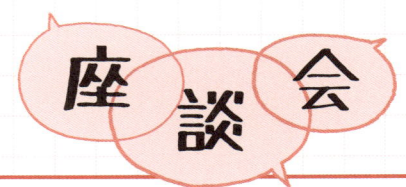

社団医療法人新和会宮古山口病院地域生活支援室室長
精神科認定看護師／WRAPファシリテーター
（岩手県宮古市）
小成祐介 こなり ゆうすけ

特定医療法人智徳会未来の風せいわ病院看護師
（岩手県盛岡市）
北舘有紀子 きただて ゆきこ

2014年4月1日，改正精神保健福祉法が，精神医療審査会関係の委員の構成に関する事項を残しほぼ全面的な施行となりました。前稿では，今回の改正項目の1つである「精神障害者の医療の提供を確保するための指針の策定」の概要とそこから導きだされる看護職の将来像について解説してきました。続いて本稿では，「医療保護入院の見直し（表1）」に関して新たに精神科病院の管理者に義務づけられた「退院後生活環境相談員の選任」について，この春から退院後生活環境相談員の役割を担う，宮古山口病院地域生活支援室（岩手県宮古市）の小成祐介さんに，退院後生活環境相談員を看護職が担う意味―特に地域移行支援において担う意味についてお話いただきました。

精神保健福祉法が改正されて

編集部 今回の座談会では，精神保健福祉法の改正を受けて臨床はどう変わったのか，あるいは変わらなかったのかについてお話いただきたいと思います。加えて，退院後生活環境相談員を看護師が担うことの意味についても語っていただきたいと思っています。

まず「改正精神保健福祉法以後，臨床の実感」と題しましたが，特に医療保護入院の見直しを受けて臨床実践や仕事の仕方が何か変わったのか，印象でも結構ですのでお話ください。

小成 感覚的には大きな変化はないと思います。さらに言えば，精神保健福祉法の医療保護入院の一部が変更になったことをすべてのスタッフが周知しているのかというと疑問があります。法律・制度に関してアンテナを張りめぐらし，その変化を受けて「自分たちもこうしていかなければいけない」と感じているスタッフも多いのですが，「何が変わったのかな？」という印象をもっているスタッフも少なくないという実感です。実際にこの度の法改正について臨床の看護師たちと話をする機会はそうあるわけではありませんが，基本的には法律が改正されたことを前提に私たちは仕事をしなければいけないという意識が周知徹底されていないのではないかと思います。

看護師に限定せず，病院全体としてみても大きな動きはありませんが，一部の医師や精神保健福祉士の働きかけがあってか，医療保護入院が減ってきているという印象はあります。当院の動きに関して言えば，今年の4月以降に医療保護入院は10件だそうです。なかには重複もあるようですが，前年の26件という件数と比較しますと，単純に半数以下に減っているといえます。医師と直接に話したわけではないので

法・制度の改革からみる精神科看護師の将来像　**特集**

表1　改正精神保健福祉法　医療保護入院

> 第33条　精神科病院の管理者は、次に掲げる者について、その家族等のうちいずれかの者の同意があるときは、本人の同意がなくてもその者を入院させることができる。
> 一　指定医による診察の結果、精神障害者であり、かつ、医療及び保護のため入院の必要がある者であって当該精神障害のため第22条の規定による入院が行われる状態にないと判定されたもの
> 二　第34条第1項の規定により移送された者
> 2　前項の「家族等」とは、当該精神障害者の配偶者、親権を行う者、扶養義務者及び後見人又は保佐人をいう。ただし、次の各号のいずれかに該当する者を除く。
> 一　行方の知れない者
> 二　当該精神障害者に対して訴訟をしている者、又はした者並びにその配偶者及び直系血族
> 三　家庭裁判所で免ぜられた法定代理人、保佐人又は補助人
> 四　成年被後見人又は保佐人
> 五　未成年者

　これは改正後の医療保護入院条項である。なお、「家族等がない場合」又はその「家族等の全員がその意思を表示することができない場合」は、市町村長が同意を行うとされている（法第33条第3項及び第34条第2項）。また、以下のように医療保護入院者を入院させている精神科病院の管理者には、「退院後生活環境相談員の選任」「地域援助事業者の紹介（努力義務）」「医療保護入院者退院支援委員会の開催」の3つの義務が課されることとなった。「医療保護入院者を入院させている病院の管理者は、退院後生活環境相談員を選任し、その者に医療保護入院者の退院後の生活環境に関し、医療保護入院者及びその家族等からの相談に応じさせ、及びこれらの者を指導させなければならない」（第33条の4）

すが、医療保護入院に慎重になっているという印象はあります。医療保護入院とすることで、自分たちや周囲の業務が増えてしまう、これ以上仕事が増えることには無理があるというところで、いままで以上に慎重になっているのではないかと思います。誤解がないように言っておきますが、操作的な判断ではありません。適切な診断のもとにきちんと医療保護入院という入院形態を判断しているわけですが、いままでよりもさらに慎重になっているとは思います。その意識が先述の件数の半減につながっているのだと思います。

　では、そのように医師が慎重に医療保護入院と判断して病棟に送られてきた患者さんに対し、看護師はどのように接しているかというと改正以前と特に変化はないと思います。『入院診療計画書』に関しても看護師が記入しなければならない欄がありますので、そこは記入しますけれども、現実には退院後生活環境相談員を任命する欄が加わったぐらいですので、スタッフには大きな変化の実感はないと思います。「変わったのだよね」というぐらいの実感ではないでしょうか。

　北舘さんの病院の現状はいかがでしょうか？

北舘　法制度が変わるということで病棟内にポスターを貼り、周知徹底に努めました。また実際に『入院診療計画書』に入院期間を表記するのですが、任意入院ですとややあいまいに「○○か月程度」と記せばよかったのですが、医療保護入院の場合には「3か月であれば3か月で徹底させましょう」ということで、入院形態への意識は以前よりは高くなったかと思います。ですが、実際に医療保護入院の制度の変更点について具体的に言えるスタッフがいるかというと、多くはないと思います。「変わった」という実感はもっていると思いますが。

小成　やはり同じような印象ですね。「何が

座談会

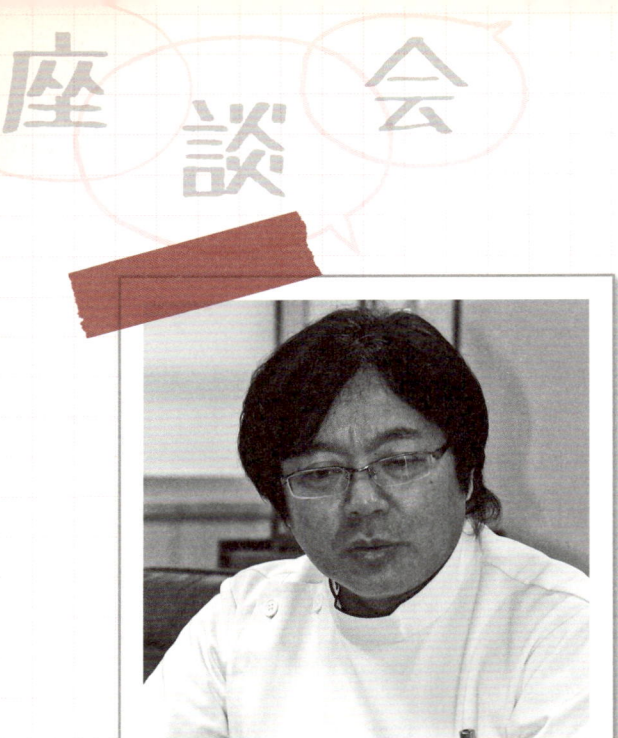

小成祐介さん

変わったのか教えて」と問うても答えに窮するスタッフが多いでしょう。精神保健福祉法というのは私たち精神科看護師が仕事をするうえでの"商売道具"のようなものといえるのですが……。

編集部 たしかに,私がこれまでお話を聞いてきた方々も同じような実感をお持ちのようでした。具体的に何が変わったのかと尋ねると,退院後生活環境相談員や支援会議などの項目がチェック項目として加わったというだけで,大きく精神科看護師としての自分たちの仕事が変わったという実感は薄いようです。

退院後生活環境相談員に名乗りをあげる

編集部 多くの病院では退院後生活環境相談員を精神保健福祉士が担っているようで,たしかにそうなる事情は察しがつきます。しかし,条件のなかにせっかく「看護師」の文字があるわけですから,看護師がその役割を担うことも期待されていると考えられます。そこで,実際に看護師のなかで退院後生活環境相談員を担っている小成さんに退院後生活環境相談員を看護職が担う意味についてお話いただければと思います。

小成 そもそもの発端は「東京で『平成25年度厚生労働省精神障害者保健福祉等サービス提供体制整備促進事業に関する研修―改正精神保健福祉法に関する業務従事者研修』が開催される」という旨のメールが仲間から届いたことに始まります。これは県ごとに参加可能人数が設けられているという話でしたので,これはぜひ受けたいと県に問い合わせたところ「岩手県ではまだ誰も応募がありません」との返答でした。そこで看護部長に許可をもらい研修を受けることになったのです。結果的には岩手県からは私と県の職員の方の2名が参加となりました。その研修会には私を含めて精神科認定看護師が4名いました（100名以上の参加があった研修会ですので,ほかにもいたのかもしれませんが）。

こちらは1日の研修で,退院後生活環境相談員の役割についてのレクチャーがありました。ただし,実はその研修会ではそれ以上の役割が参加者に課せられていたのです。どういうことかと言いますと,今回の研修会の内容を参加者が各県に持ち帰り,それぞれ研修会を開いてくださいというのです。退院後生活環境相談員には,職種以外にも経験年数に関する要件もあったと思いますが,さらに研修を受けなければいけないという要件も設けられています。その研修会を私たちに開いてほしいということでした。

ただ，岩手県に限って言えば，それぞれの病院で自己完結できていたのです。つまり，多くの病院では精神保健福祉士が退院後生活環境相談員を担うということになっており，新たに育成する必要がなかったわけです。考えてみれば，そちらの研修会でも看護師の存在は希薄でした。行政担当者，精神保健福祉士がやはり中心で，看護師はほとんどいなかったと思います。

 こうした経緯があって2014年の4月を迎え，当院ではやはり多くのケースで精神保健福祉士が退院後生活環境相談員の役割を担っていたのですが，私はこの役割を看護師がやる意味もあるはずだと考えていましたので，名乗りをあげ，辞令をもらいました。

 対象となる既存の患者さんは30数名程いたのですが，その患者さんたちを私の所属する医療相談室の精神保健福祉士たちと分配し，そのうちの1人を私が担当することとなりました。また，先ほど新規の患者さんが10名いると言いましたが，そちらは相談室で十分に対応可能ですので，私が担当することはありませんでした。今後も私が担当するケースはないと思いますが，指名があれば話は別です。かかわりの深い患者さんもおりますので，医療保護入院にするのであれば私を担当にということも，もしかするとあるかもしれません。その場合は応じようと思っています。

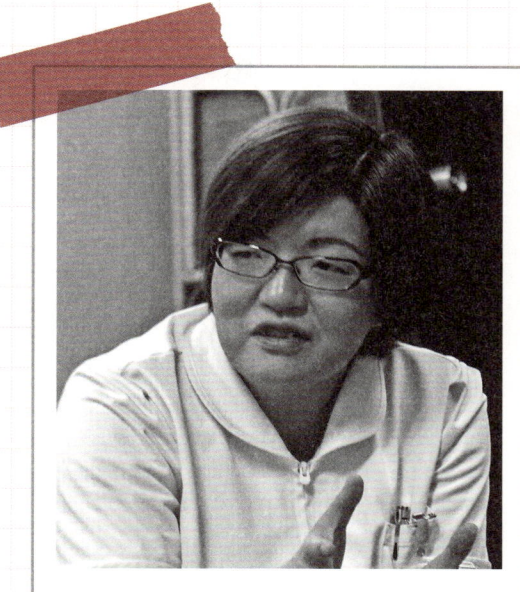

北舘有紀子さん

退院後生活環境相談員を看護職が担う意味

編集部 退院後生活環境相談員の役割は表2のように規定されています。それではこの退院後生活環境相談員を看護が担う意味についてどのようにお考えですか。

小成 医療保護入院の患者さんが入院している病棟に，看護師の退院後生活環境相談員がいると考えると，端的に言って地域移行支援がより進むのではないでしょうか。日常から日勤・夜勤でその患者さんとかかわっているわけですから，そうしたかかわりをもつ看護師が中心となって退院の道筋をつけ，進めることができればスムーズにいくと思うのです。

編集部 圧倒的に患者さんをみている時間が長いですからね。

小成 そうです。患者さんも話しやすいと思います。たとえば，患者さんから「担当を呼んで」と言われたとしても「今日は院内にいないので……」というやりとりはしなくてすむわけです。その日に会えなかったとしても，翌日か翌々日には必ず時間をつくれるのですから。

表2　退院後生活環境相談員の業務内容
＊障害保健福祉部長通知（障発0124第2号平成26年1月24日）より抜粋

4　業務内容
（1）入院時の業務 　　新たに医療保護入院者が入院し，退院後生活環境相談員が選任された場合は，当該医療保護入院者及びその家族等に対して以下についての説明を行うこと。 ・退院後生活環境相談員として選任されたこと及びその役割 ・本人及び家族等の退院促進の措置への関わり（地域援助事業者の紹介を受けることができること。また，本人においては，医療保護入院者退院支援委員会への出席及び退院後の生活環境に関わる者に委員会への出席の要請を行うことができること等） （2）退院に向けた相談支援業務 　　ア　退院後生活環境相談員は，医療保護入院者及びその家族等からの相談に応じるほか，退院に向けた意欲の喚起や具体的な取組の工程の相談等を積極的に行い，退院促進に努めること。 　　イ　医療保護入院者及びその家族等と相談を行った場合には，当該相談内容について相談記録又は看護記録等に記録をすること。 　　ウ　退院に向けた相談支援を行うに当たっては，主治医の指導を受けるとともに，その他当該医療保護入院者の治療に関わる者との連携を図ること。 （3）地域援助事業者等の紹介に関する業務 　　ア　医療保護入院者及びその家族等から地域援助事業者の紹介の希望があった場合や，当該医療保護入院者との相談の内容から地域援助事業者を紹介すべき場合等に，必要に応じて地域援助事業者を紹介するよう努めること。 　　イ　地域援助事業者等の地域資源の情報を把握し，収集した情報を整理するよう努めること。 　　ウ　地域援助事業者に限らず，当該医療保護入院者の退院後の生活環境又は療養環境に関わる者の紹介や，これらの者との連絡調整を行い，退院後の環境調整に努めること。 （4）医療保護入院者退院支援委員会に関する業務 　　ア　医療保護入院者退院支援委員会の開催に当たって，開催に向けた調整や運営の中心的役割を果たすこととし，充実した審議が行われるよう努めること。 　　イ　医療保護入院者退院支援委員会の記録の作成にも積極的に関わることが望ましいこと。 （5）退院調整に関する業務 　　医療保護入院者の退院に向け，居住の場の確保等の退院後の環境に係る調整を行うとともに，適宜地域援助事業者等と連携する等，円滑な地域生活への移行を図ること。 （6）その他 　　定期病状報告の退院に向けた取組欄については，その相談状況等を踏まえて退院後生活環境相談員が記載することが望ましいこと。
5　その他業務
（1）医療保護入院者が退院する場合において，引き続き任意入院により当該病院に入院するときには，当該医療保護入院者が地域生活へ移行するまでは，継続して退院促進のための取組を行うことが望ましいこと。 （2）医療保護入院者の退院促進に当たっての退院後生活環境相談員の役割の重要性に鑑み，施行後の選任状況等を踏まえ，退院後生活環境相談員として有するべき資格等の見直しを図ることも考えられるため，留意されたいこと。

　これは訪問看護においても同じことがいえます。当院にも訪問看護ステーションが独立してあります。通常，退院後に訪問看護を希望されれば，自動的に訪問看護ステーションに降りていってケア会議を開き，退院後の支援に入るというのが一般的な流れであろうかと思います。ただしアルコール依存症に関しては副院長が担当しており，ことアルコール依存症に関しては病棟の看護師が訪問看護に出るように指示されています。当然，その分に人員をとられる

ので病棟としては厳しいのですが，それでも予めわかっていることですので，それを見越した人員配置を管理者は行います。病棟で断酒のプログラムに携わってくれていた看護師が自宅に来てくれるということは，患者さんにとってよいのだそうです。そういう光景を見ていますと，退院後生活環境相談員も病棟の看護師がやるべきであろうと思うのですが，実際には多くを精神保健福祉士が担っているのが現状です。病棟専属の精神保健福祉士がおり，その方がその役割を担ってくれればよいのですがね。

編集部 北舘さんはいかがでしょうか。看護師が退院後生活環境相談員を担うことの意義，あるいは強みについてです。

北舘 私も小成さんと同様に，患者さんをもっともみている職種は看護師だと思います。日中はどう過ごしているのか，夜間はどういう感じなのか，そういう様子を知っていると，たとえば訴えの多くなる時間やそのときどうするのか，そういうことをいちばんよく知っているのは私たち看護師であるという自負があります。もちろん，制度にかかわる点では精神保健福祉士に頼らざるを得ないところもあるのですが，生活の支援に関する具体的なアイディアを出せるのは私たちだと思います。患者さん自身が希望を伝えられればよいのですが，なかなか支援者には自分のことを話にくいという話もしばしば耳にします。

小成 患者さん自身がそう言っているのですか？

北舘 「○○をしたいのだけど，誰にいえばよいのだろう……」ということはよく言われます。そうした声をどんどん拾い，各支援者に伝えることができれば支援にも広がりがでますし，声をもっとも拾うことのできる職種は看護であると思っています。ですから「退院後生活環境相談員のなかに看護師がいてもよいのでは？」と考えていますし，私自身もやりたいなと思っています。もちろん，1人の職種で支援を完結することはできませんので，さまざまな職種がかかわっていかないといけないのが前提となるわけですが。

編集部 日常のなかでふと漏れる患者さんの言葉を拾いあげること，それは硬直してしまった状況を一歩進ませる契機となると思います。それができるのは，やはり看護に一日の長があるということだと思います。

小成 一昨年の話ですが，男性の閉鎖病棟に33年入院していた患者さんが退院したケースがありました。周囲は「すごい」と担当の看護師に言うのですが，当の看護師は「自分は何もしていません」と言い張るのです。その彼が言うには，その患者さんは33年間「天で神と悪が戦っていて，悪は兄貴だ」と言っていたらしいのです。しかし，ある日「悪は兄貴ではなかったよ」とポロッと話したらしいのですね。そこで「じゃあ退院する？」と尋ねると「退院する」と応えたのだそうです。これは絶妙なタイミングでの促しで，退院支援を専門とするスタッフ——今回の話でいえば退院後生活環境相談員が病棟に張りつくことの意味は，こうしたタイミングを逃さないところにあると思います。

身内をほめるのも恥ずかしいですが，この看護師はよく勉強もしていますし，何より患者さんとのかかわりに時間を割いています。患者さんの話をよく聴く，何かあればすぐ行く，そういうことをていねいにしています。患者さんと向きあう姿勢ができています。こうした日常的

座談会

なかかわりをきちんとできている看護師が退院後生活環境相談員になるとすごいですよね。そう考えますと, やはり病棟の看護師が退院後生活環境相談員の役割を務めることには意味があるのだと思います。

『施設神経症』の著者ラッセル・バートンは次のように言っています。「いまの精神科の痛ましい状況は精神科看護師がつくりだしたものである。しかし, それを治癒させることができるのも精神科看護師である」と。私はこの言葉が好きで折に触れて引用しているのですが, この言葉には続きがあります。「精神科看護師のかかわりは, 介入のタイミングをはかり, 絶妙なタイミングでかかわれるかどうかにかかっている」と。先のスタッフはまさにそれができているのです。今度, 28年もの入院期間のある患者さんの退院にも彼がかかわっています。医療保護入院／任意入院の別はありますが, 結局はこうした基本的なかかわりが大切なのですよね。

今後の地域移行支援にとって大切な考え方

編集部 看護師が退院後生活環境相談員の役割を担うことの意義は, いまお話いただいたところに集約できると思います。つまり, 病棟のなかでもっとも長い時間患者さんとかかわっており, 患者さんが入院や生活のなかで困っているところを掬いとってあげられるのが看護という職種である, だからこそその情報や経験は退院支援においても活かしうるであろうということです。さらに「退院後生活環境相談員」という制度的に位置づけられた役割を担うことができれば, そうした看護師のもつ強みをさらに遺憾なく発揮できるであろうということではないでしょうか。

最後のテーマですが, 「退院後生活環境相談員」というところから少し離れて, より大局的に, 「今後の地域移行支援にとって大切な考え方」についてお話いただければと思います。具体的に, 最近ではWRAPやそのベースにあるストレングスモデルが看護の間にも浸透してきています。

小成 アルフレッド・アドラーってご存知ですか？ 私は最近この方の『嫌われる勇気』という本を『訪問看護ステーションみのり』の藤田茂治さんに勧められました。私はアドラーの主張には, 納得できない点もありますが, 大方の部分では賛成しています。納得できない点は「人は何かの目的のために病気になる。それは依存症でも統合失調症でも同じで, 何かあるものを避けるために病気に逃避する」と言っているところです。私はそんなことはないと思っていて, 誰も好き好んで病気になるわけではありません。ですが, その人に起きている現象の背後には何がしかの思いが必ず存在するという見解には賛成ですし, 感銘するところでもあります。

たとえば, 小学生の子どもが腹痛を訴えて学校にいけないと言っている場合には, 「お腹が痛い。だから学校に行けない」という現象をみずからつくりだしているとも考えられるのです。要するに, 身体は健康なのですが, 学校に行きたくがないゆえに腹痛という現象を無意識につくりだしているのです。こうした考えを知り, 患者さんとかかわるうえで大事にしたいと思うようになったのは, いま起きていることは

なんなのか，その人が本当に要求していることはなんなのか，という看護の原点のような視点をいま一度見つめ直してみるべきなのではないかということでした。患者さんが怒っている姿を見て，ただただ怖いと思うのではなく，怒り出すには何がしかの経緯や感情的な過程があるわけですから，そこに一歩踏み込んでかかわるべきであろうということをあらためて考えさせられたわけです。

　また，アドラーは物事を整理することの必要性を説いています。すべてを自分が引き受けるのではなく「これとこれは自分の役割において必要だけれども，これとこれはあなたの役割なのであなたにお願いします」という返しが必要だと言っています。こうした方法はWRAPやストレングスにも通じるところがあると思います。

　看護師は自分たちの役割を，患者さんの問題点を見つけてそれを解消すること，というように教えられてきました。そのため，ストレングス的な思考に切り替えることがなかなか難しかったわけですが，問題点を見つけるよりもその人の力を一緒に見つけること，そうした考え方をもっと広めていかなければなりません。

　当事者活動で有名な浦河べてるの家に関する本で「退院支援は質より量」という言葉がありました。読んだ当初は「乱暴かな」と思っていたのですが，実際に退院支援を進めていくなかで，いまはそれもありかなと思っています。ケースを重ねることにより「問題があっても退院できるのだな」という認識が広がっていくのですよ。もちろん質を蔑ろにしているわけではありませんが，同等に量も重要なのです。その「量」のなかには「あの人も退院できたんだ……」というケースも必ず含まれているのです。

　先ほども触れましたが，今度28年の入院年数のある患者さんが退院します。急性期の患者さんですが，医療保護入院から任意入院に変わり，スタッフにその理由を聞いてみると「症状は落ち着いているので"退院はどうか"と尋ねると患者さんも"いいよ"と答えた。ご家族も退院に応じている」からだというのです。

　どうしてもっと早く気がつかなかったのか。やはり，「この患者さんがここにいるのがあたりまえである」という意識が看護師のなかに根強くあるのです。スタッフにはそうした意識を変えてもらわなくてはなりませんし，私たち看護者が教育課程において教え込まれた問題解決型思考を変えていかなければいけません。「この人の問題点はなんですか」「問題点がないのですがどうしましょうか」という会話が，「この人はここができています」「では，ここを伸ばして退院につなげましょう」という会話に切り替わっていけば，医療保護入院の患者さんにかかわる際も「この患者さんはいまは状態が悪いけれども，状態が悪いときからかかわる方法もあるはずだ」という考えをもてるようになると思うのです。そうした思考の転換の鍵になるのが退院支援の「量」だと思っています。

　編集部　2014年は精神保健医療福祉の今後にとって，大きな方向性が示された年でした。この大きなうねりのなかで，精神科看護師が果たす役割とは何か。今回のお話のなかにそのヒントが隠されているように思います。本日はありがとうございました。

〈終〉

学びの広場 INFORMATION

● 第25回こんぼ亭

❖ 働き続けるコツと就労継続支援のツボ（宇田亮一）

　厚生労働省の発表によると，2013（平成25）年6月1日現在で，障害者枠で働く人は約40万9千人。その内訳は，身体障害者約30万4千人（約74.3％），知的障害者約8万3千人（約20.2％），精神障害者2万2千人（約5.4％）となっており，精神障害者はまだまだ少数です。

　しかしながら，精神障害者の就労は対前年度33.8％増と大幅に伸びており，精神障害者の新規求職申込件数も平成16年度に約1万件だったのが，平成25年度には6万5千件と6.5倍にもなっています。平成25年度は，初めて精神障害者の就職件数が身体障害者の就職件数を上回ることになりました。

　今後も，就職する人は増えていくと予想されていますが，一方で就職してもすぐに辞めてしまう状況が報告されており，就労継続のノウハウや制度の整備が急がれています。今回のこんぼ亭では，職探しの心得から，働き続けるコツと就労継続支援のツボを一挙大公開します。

　働きたいと思っている方や，就労支援の仕事をされている方，就職したけどもすぐに辞めてしまうのではないかと心配しているご家族など，「働く生活」に関心のあるすべての方に来ていただきたい内容です。

◆ 詳細

【主催】
特定非営利活動法人 地域精神保健福祉機構（コンボ）

【講師】
宇田亮一（立教大学心理教育相談所研究員・臨床心理士）

【日時】
12月20日（土）13：00〜15：30

【場所】
すみだリバーサイドホール イベントホール（東京都墨田区）

【参加費】
事前3,000円（賛助会員2,000円）／当日3,500円

【申し込み方法】
①参加費を郵便局の青い振り込み用紙でお振り込みください（口座番号：00280-4-116662／加入者名：こんぼ亭）。
②お名前・ご住所・電話番号・FAX番号・メールアドレス・コンボの賛助会員は会員番号・イベント題名を，ハガキ，電話，FAX，メール（comhbotei@gmail.com）のいずれかでご連絡ください。お振り込み後に参加費の返金はできませんので，ご注意ください。

【問い合わせ】
特定非営利活動法人 地域精神保健福祉機構
〒272-0031　千葉県市川市平田3-5-1 トノックスビル2F
TEL：047-320-3870　URL：http://comhbo.net

●情報BOX

▶第15回行動制限最小化研究会

【主催】行動制限最小化研究会【日時】2014年12月19日（金）〜20日（土）10：00〜16：30【場所】アイプラザ豊橋（愛知県豊橋市）【テーマ】行動制限最小化実践方法の提案【プログラム】12月19日：シンポジウム「看護部長が考える，行動制限最小化戦略」池田成幸（上林記念病院）・吉村敏巳（南知多病院）・松下直美（共和病院），特別講演会「隔離・拘束の問題点」池尾奏（二番町法律事務所・日精協指定弁護士），セミナー「クリティカルパスを使って最小化推進」野中英雄（桶狭間病院藤田こころケアセンター）／12月20日：「行動制限最小化基礎講座」市川昌代（聖十字病院），「行動制限最小化の今とこれからの課題」三宅美智（国立精神・神経医療研究センター），「最小化看護の実践報告」東剛（南知多病院）・本間亮二（滋賀八幡病院）・森下リサ（三方原病院）【定員】100名【参加費】7,000円【問い合わせ】TEL：090-6585-6338（木下孝一）
URL：http://p-flag.jimdo.com/

▶第2回公益財団法人こころのバリアフリー研究会 総会

こころの病気で苦しんでいる人，回復に向けて治療に励んでいる人，そして回復した人やご家族が社会や地域で本当に幸せな人生を送っていただくための研究会です。正しい知識の啓発を通じて，こころの病気やそれに苦しんでいる人への偏見や差別を是正し，当事者の社会参加を阻んでいる「こころのバリア」をなくすための取り組みを行っております。本研究会は，当事者，家族，NPOなどの団体，医療従事者，研究活動従事者など，幅広い方々にご参加いただいております。是非，入会のお申し込みをお待ち申し上げております。
【日時】2015年6月13日（土）〜14日（日）【場所】NTT東日本関東病院 カンファレンスルーム（東京都品川区）【参加費】医師会員：6,000円／非医師専門家：4,000円／当事者・家族・学生：2,000円【問い合わせ】詳細は　http://www.jsbfm.com/　まで

▶精神科認定看護師の会 関東ブロック研修会

【テーマ】精神科認定看護師のこれまで，そして未来への活動を考える―精神科認定看護師の今後の活動と展望【日時】2014年12月20日（土）10：00〜16：00（受付9：30）【場所】日本精神科看護協会 東京研修会場（東京都港区）【プログラム】午前の部（10：00〜12：00）：「精神科認定看護師実践活動報告」医療法人同和会千葉病院（千葉県）・公益財団法人積善会曽我病院（神奈川県）・医療法人仁愛会水海道厚生病院（茨城県）／午後の部（13：00〜16：00）：「精神科認定看護師の今後の活動と展望」草地仁史（山陽学園大学准教授／精神科認定看護師 児童・思春期精神看護領域）【対象】精神科に従事する者【定員】70名（定員になり次第，締め切ります）
【申し込み・問い合せ】精神科認定看護師の会 関東ブロック代表（医療法人財団青溪会駒木野病院・横嶋清美）
〒193-8505　東京都八王子市裏高尾町273
TEL：042-663-2222　E-Mail：monaboo960802@yahoo.co.jp

▶心理教育・家族教室ネットワーク 第18回研究集会・名古屋大会

【日時】2015年3月6日（金）〜7日（土）【場所】ホテル・ルブラ王山（名古屋市千種区）【大会長】竹内浩（名古屋市立大学大学院医学研究科）【副大会長】香月富士（名古屋市立大学看護学部）【プログラム】特別講演1「摂食障害の心理教育と家族支援」切池信夫（浪速生野病院・大阪市立大学）／特別講演2「双極性障害を知り，伝え，支える」尾崎紀夫（名古屋大学大学院医学系研究科）／シンポジウム1「若年の統合失調症に対する心理教育―ARMS・ファーストエピソードを含む思春期・青年期のサポート」松本和紀（東北大学）・西田淳史（東京都医学総合研究所）・岡田くめ子（ときの会代表）・白石直（名古屋市立大学）／シンポジウム2「うつ病の心理教育と家族支援―病院での心理教育から地域・企業での支援まで」下寺信次（高知大学医学研究科）・香月富士（名古屋市立大学）・菅原誠（東京都中部総合精神保健福祉センター）・松浦清恵（トヨタ自動車株式会社）【参加費】会員：事前7,000円，当日8,000円／非会員：事前8,000円，当日9,000円／家族・学生：2,000円／当事者：1,000円
【問い合わせ】大会事務局　E-mail：jnpf2015@yahoo.co.jp　URL：http://jnpf2015.jimdo.com/

精神科看護 グラビアページの取材協力のお願い

雑誌『精神科看護』では1998年6月号（通巻69号）より、「クローズアップ」と題して全国の精神科病院・施設を取材してきました。「その場所で行われているかかわりは患者・利用者の表情にあらわれる」というコンセプトのもと、患者・利用者さんの豊かな表情を広く読者に伝えるとともに、患者・利用者さんとかかわる医療者の姿、そして病院・施設が果たしてきた役割やその実践に焦点を当てた取材を続けています。みなさまの病院・施設の活気ある姿、また日々奮闘するケアの実践・現場を、この機会にぜひ紹介されてみてはいかがでしょうか？

01 ご応募いただいたら

まず取材日程の調整と並行し、病院・施設のどのような点をクローズアップするかを打ち合わせさせていただきます。そのうえで正式な依頼状（公文書）をお送りいたします。

02 取材当日は

担当編集者と写真家の大西暢夫氏がお伺いします。基本的には事前のスケジュールに沿って取材を進めさせていただきます。取材は概ね2日間となります。事前に許可をいただいている場合でも、患者・利用者さんとお話し・撮影させていただく際には必ずご本人から許可を得て行います。

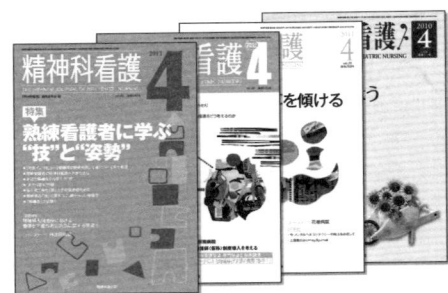

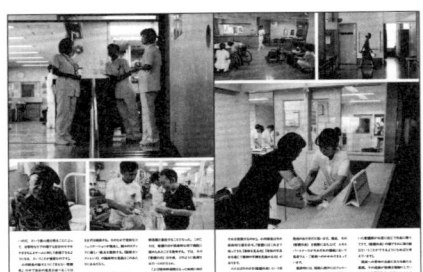

03 写真の確認は

当日撮影した写真のカラーコピーをお送りします。掲載可能なお写真を選択いただき、ご指示ください（一度目の確認）。その後、編集部で使用可能な写真から数点をピックアップし、誌面レイアウトを作成します。このレイアウトの段階でも再度写真掲載が可能か確認させていただきます（二度目の確認）。

04 できあがった雑誌は

5冊謹呈いたします。またグラビアページのみを冊子体としたもの（抜き刷り）も希望部数分が作成可能ですので、ご要望があれば担当編集者にお申し付けください（抜き刷りは有料となります）。

写真家紹介

大西暢夫（おおにし のぶお）

1968年、東京生まれ、岐阜で育つ。東京綜合写真専門学校卒業後、写真家本橋誠一氏に師事。2001年より雑誌『精神科看護』のグラビア撮影を始める。2004年、写真絵本として発表された『ひとりひとりの人 僕が撮った精神科病棟：大西暢夫 文・写真』も、各方面から高い評価をいただいています。

2010年に刊行された写真絵本『ぶた にく（幻冬舎）』では第58回産経児童出版文化賞と第59回小学館児童出版文化賞をW受賞。

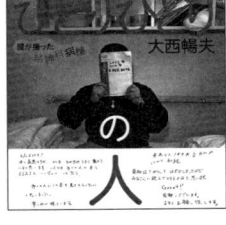

※データ化された写真は信頼性の高いセキュリティのもとでサーバーに保管されます。また、データの社外への流出を避けるため、データの移動の際にはインターネットを使用せず、必ず保存用デバイスでやりとりを行う社内規定を設けています。こうした高いセキュリティ管理に関しては、社外関係企業にも同様に要請しています。

 お申込みおよびお問い合わせ

(株)精神看護出版編集部（担当：霜田）

〒140-0001　東京都品川区北品川1-13-10　ストークビル北品川5階
Tel:03-5715-3545　fax:03-5715-3546　E-mail:shimoda@seishinkango.co.jp

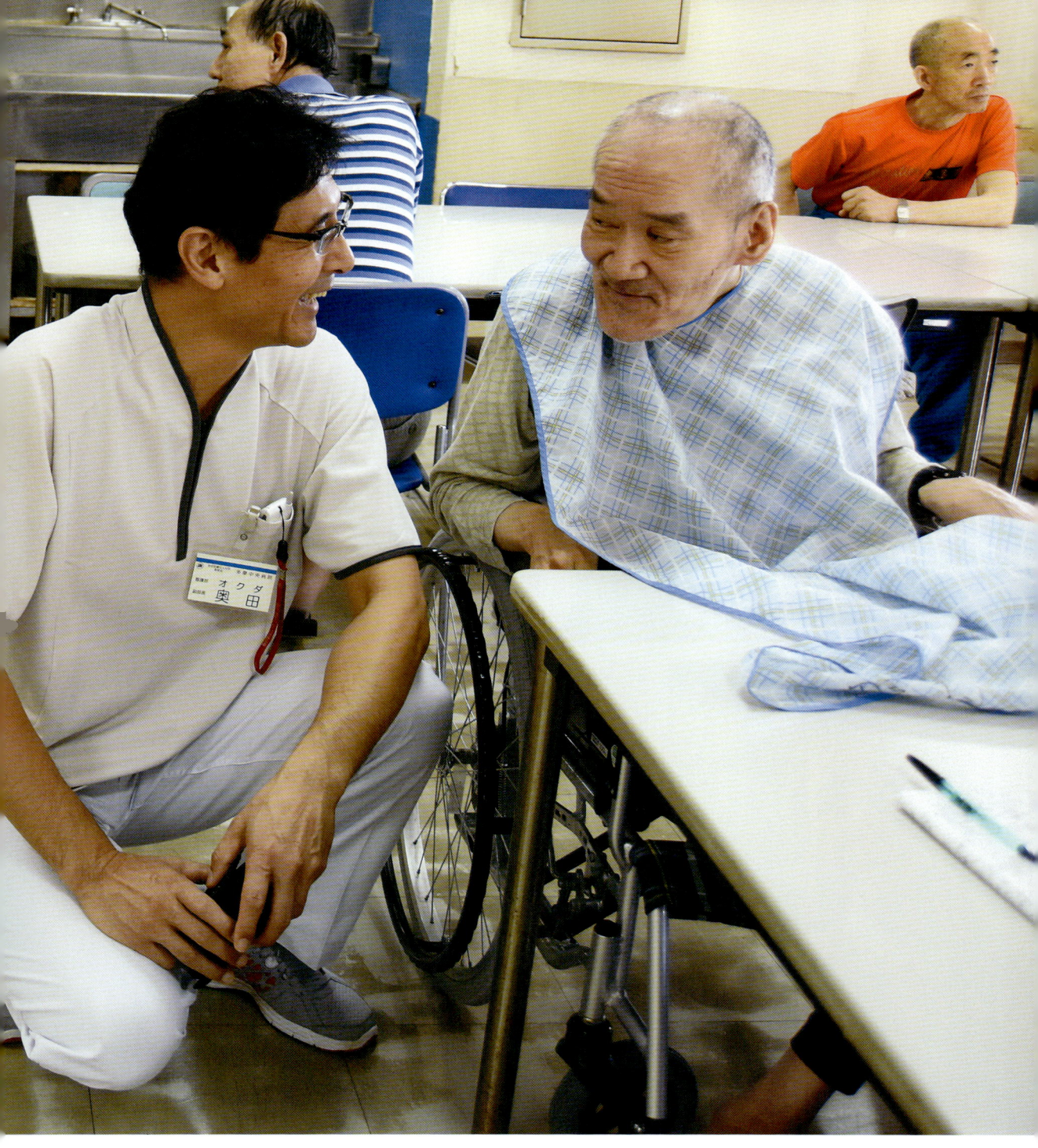

多摩中央病院
<東京都多摩市>

撮影：大西暢夫

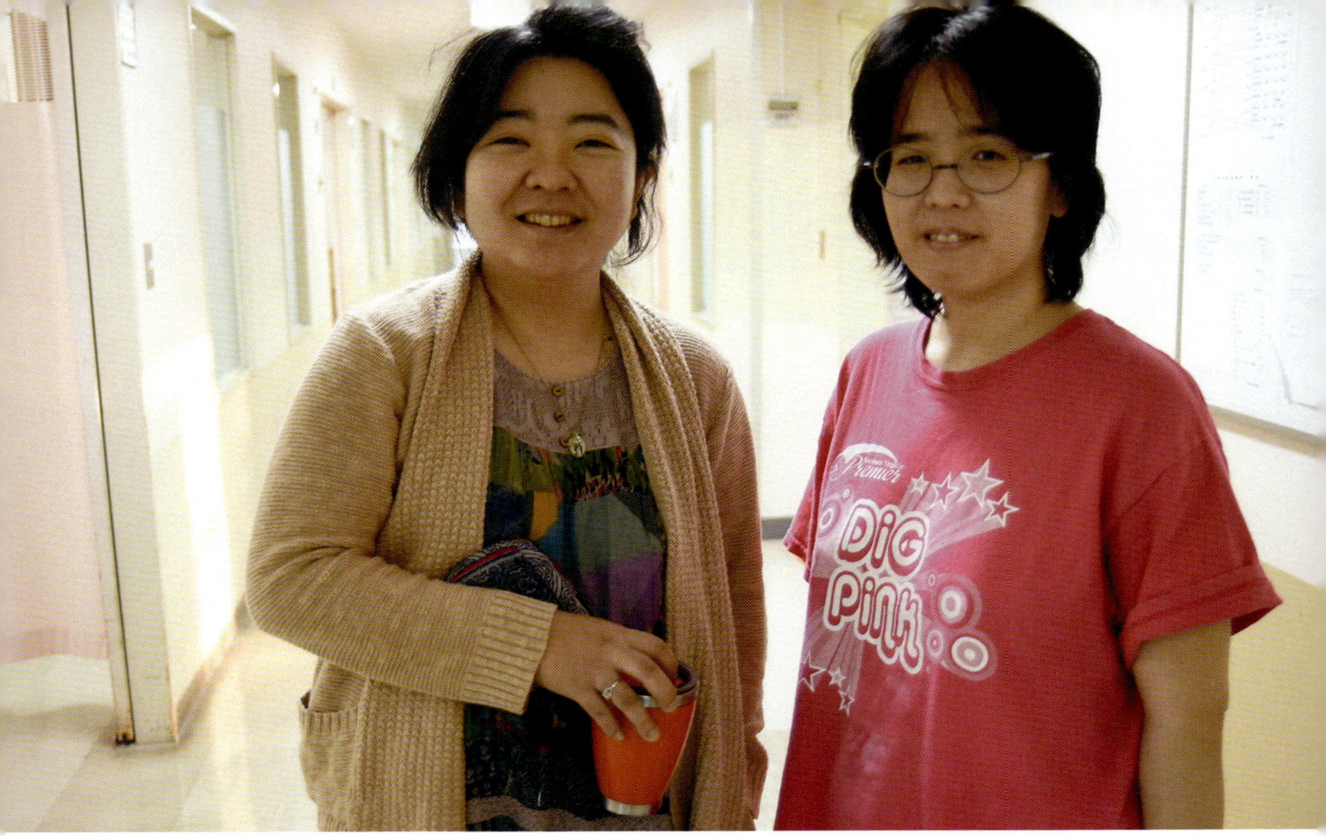

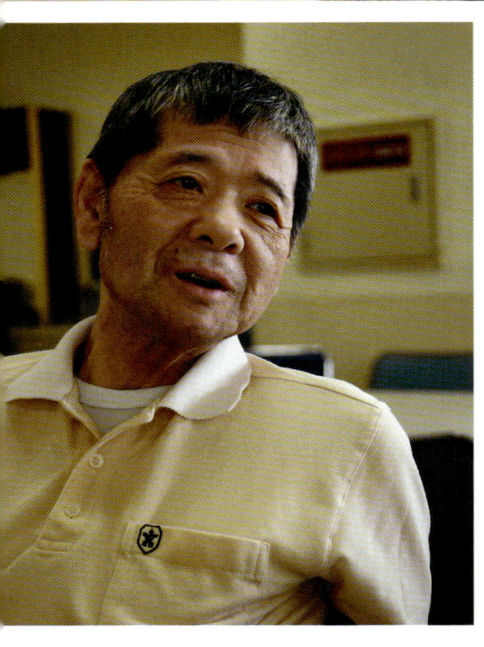
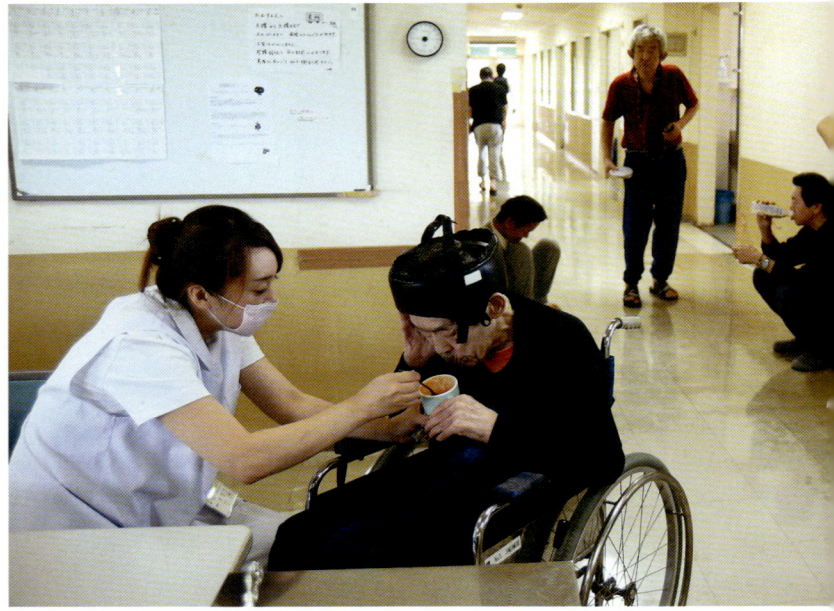

時代の変化のなかで

京王電鉄の聖蹟桜ヶ丘駅から車で10分の高台。日本最大規模のニュータウン「多摩ニュータウン」で知られる住宅街に多摩中央病院は建っている。

「"特徴"といえるかどうかはわかりませんが、最近ではあまり目がいかなくなっている長期入院の患者さん、行先のない方が、殊更に退院や入院期間についてうるさく言われず安心して療養していられる環境であるという点が当院の特徴であるといえるかもしれません」。そう話すのは奥田要治看護部副部長。近年、救急急性期に特化する精神科病院が増えるなかで、主に平均在院日数の短縮などから長期入院の患者さんが転院を余儀なくされるケースも少なくない。それらの患者さんを積極的に受け入れるというスタンスを示していたわけではなかったが、多摩中央病院には自然と先述のような経緯からの転院が増えていったのだという。

「他院の場合、転院を受け入れるにしても期限が設けられる場合がほとんど

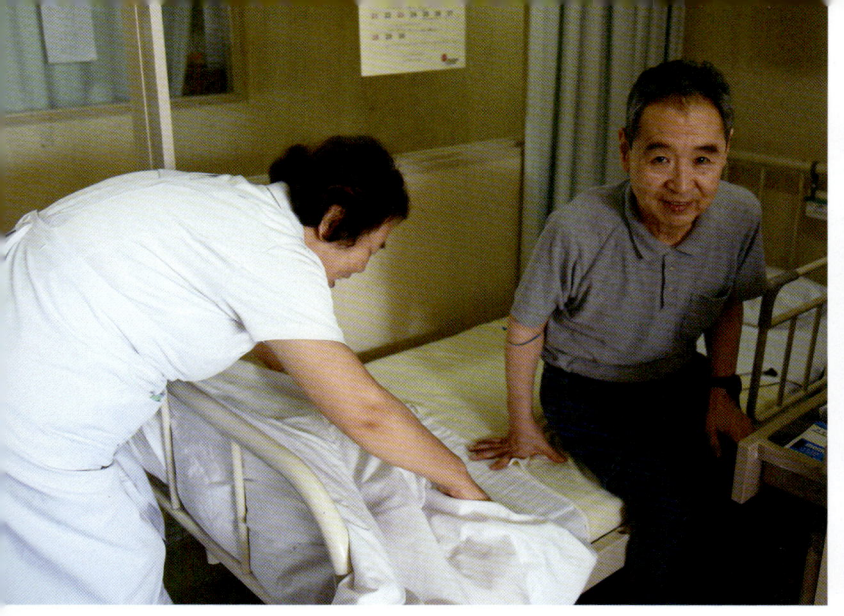
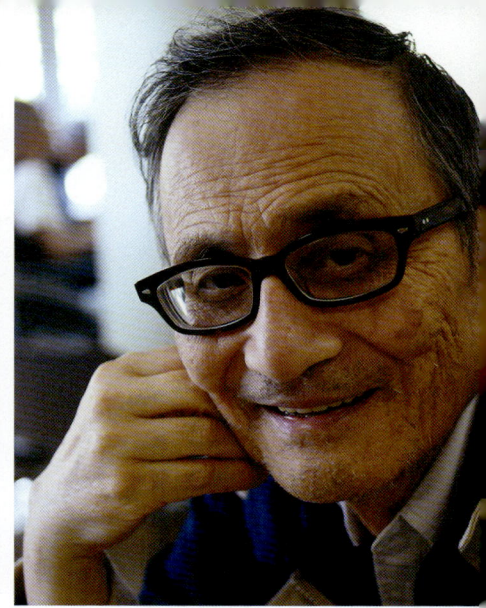

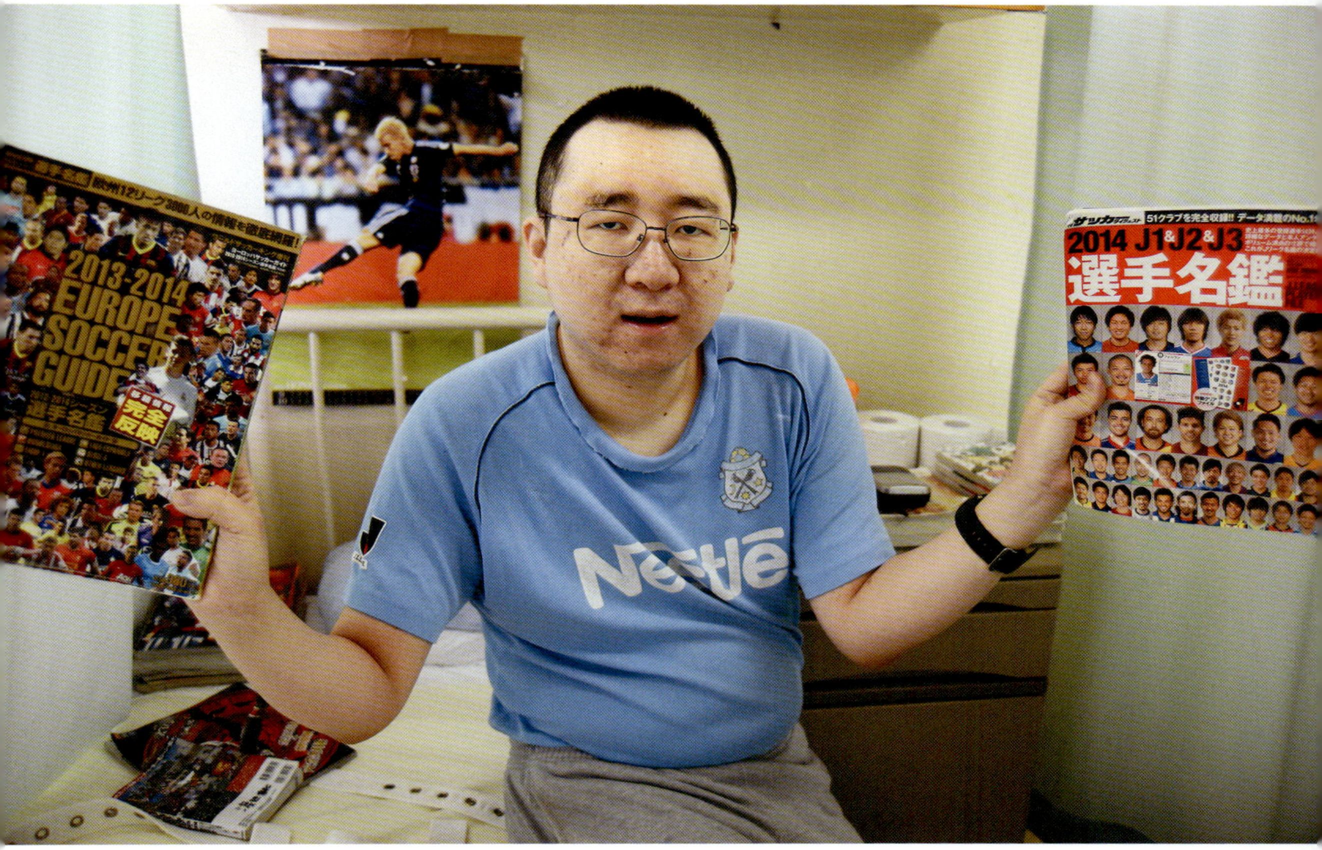

　ですが、当院の場合は期限について特別お話することもないので自然と相談を持ちかけられることが多いのだと思います。現場のスタッフには葛藤も多いと思いますが、行き場のない患者さんに安心していてもらえる病院が現実どこかには必要なのだと思っています」。奥田看護部副部長はそう語る。

　では、実際現場では、どのような葛藤や課題と向きあっているのだろうか。男子閉鎖病棟の田倉大五郎看護師長はこう話す。「長期入院の患者さんにとって病棟は"治療の場"であるとともに、"生活の場"でもあるわけです。ですから、穏やかに過ごすことができ、さらに可能な限り病院の外と同じように過ごしてもらえるような環境をつくることが私たちの仕事だと思っています。具体的には、自分でできることは患者さん自身が極力行えるように援助すること、反対にホールで一緒にテレビを見たり、近所を散歩したりする（古き良き）精神科看護のあり方を大切にしています。ただ、最近では70床の病

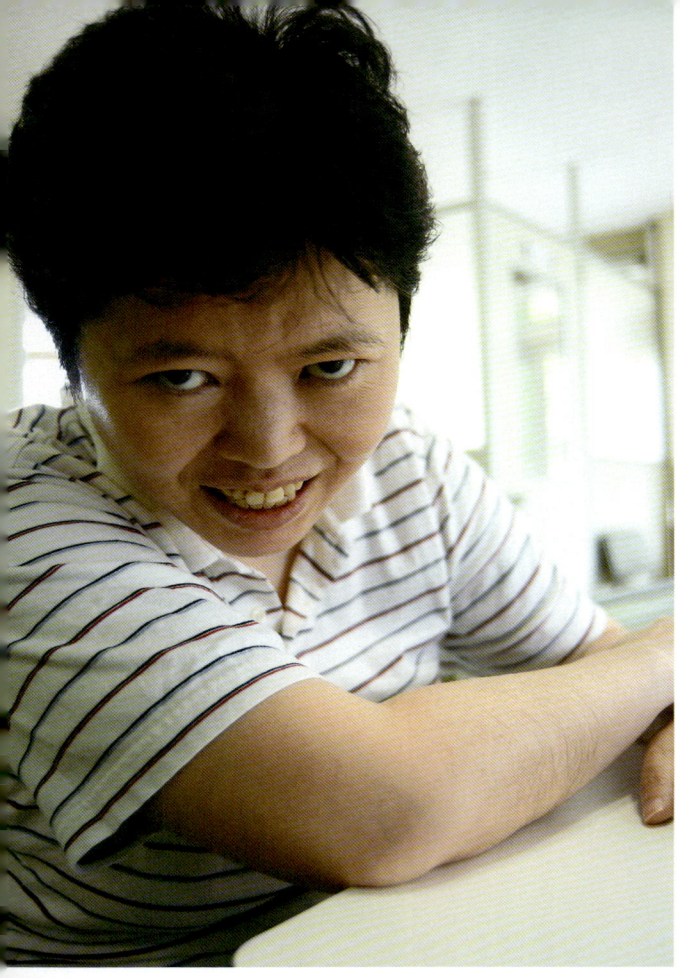
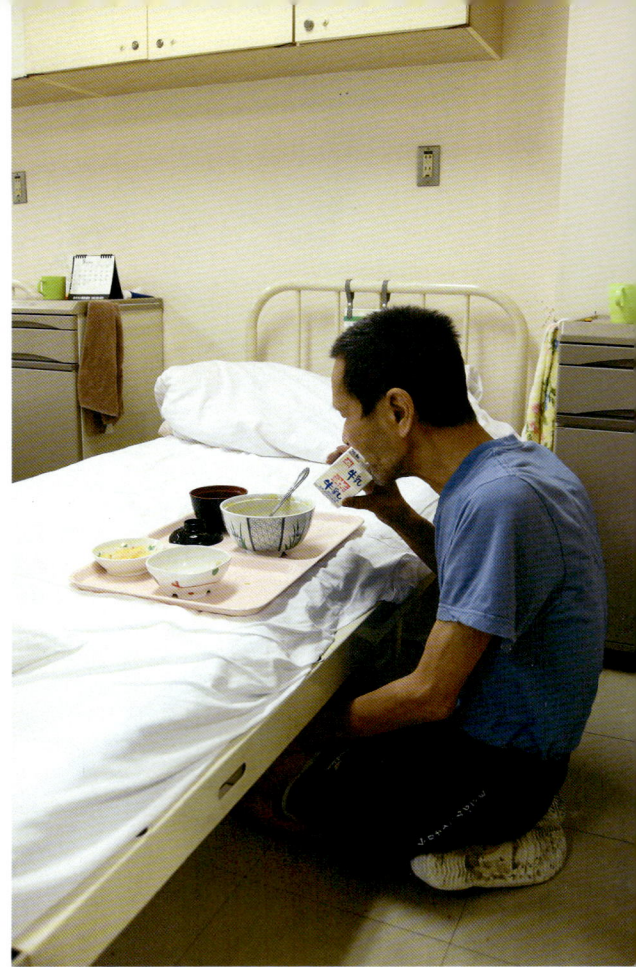
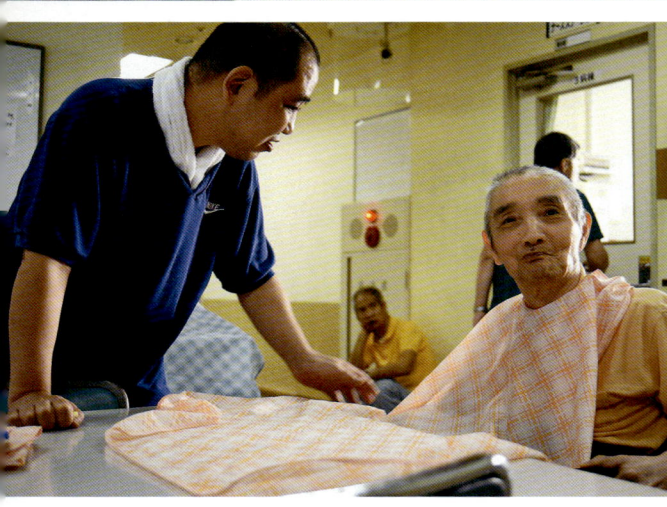
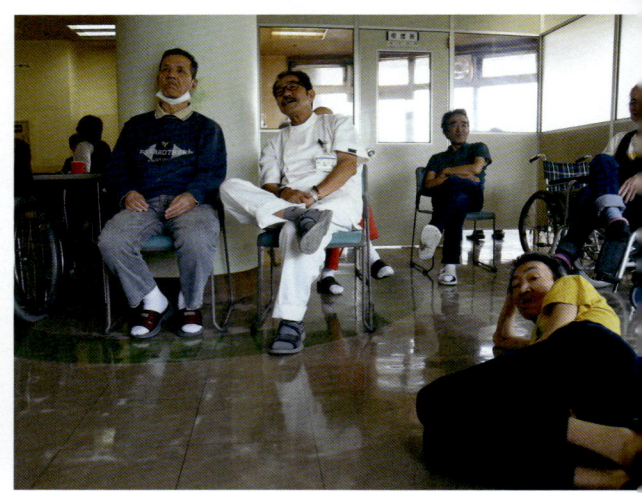

棟のなかに認知症を含むさまざまな疾患，また合併症をもつ患者さんが増えてきています。そのなかで，私たちの目はどうしても処置を要する患者さんにばかり向いてしまい，ある程度自立できている患者さんたちを病棟の隅に置き去りにしてしまっている現状があります。そうした患者さんも何がしかの問題や不満を抱えているわけですから，精神科看護師としてとても歯痒い状況です……」。

こうした状況を打開するための一策として，しばらく途絶えていた患者ミーティングの復活を計画していると田倉看護師長は話す。「やはり患者さんの思いや不満を吸い上げられていない現状が大きな理由です。それと，私たち看護師のなかで常態化している患者さんの状態像やルールを，これを機に見直したいのです。あたりまえですが，患者さんは1人1人違います。それぞれの個別性に目を向けられる病棟，そして信頼関係を患者さんといま一度つくり直していきたいと思っています」。

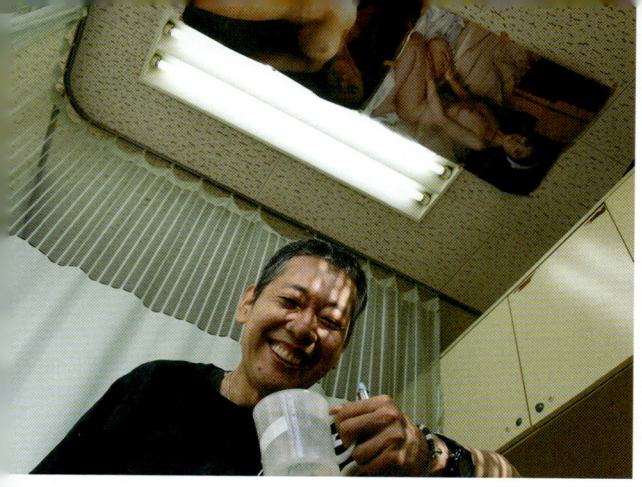

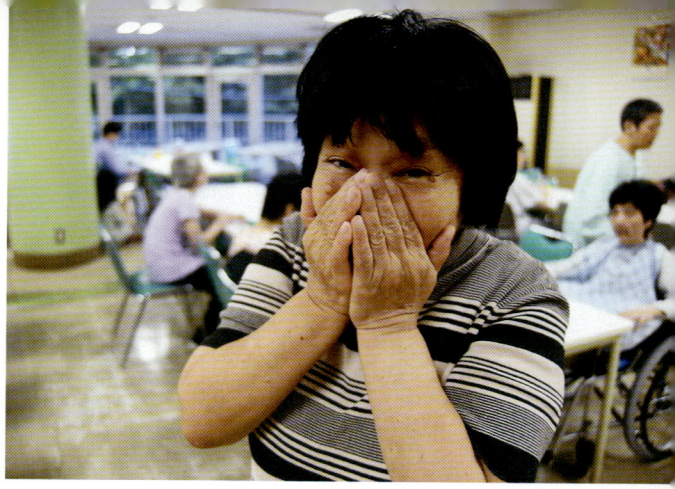

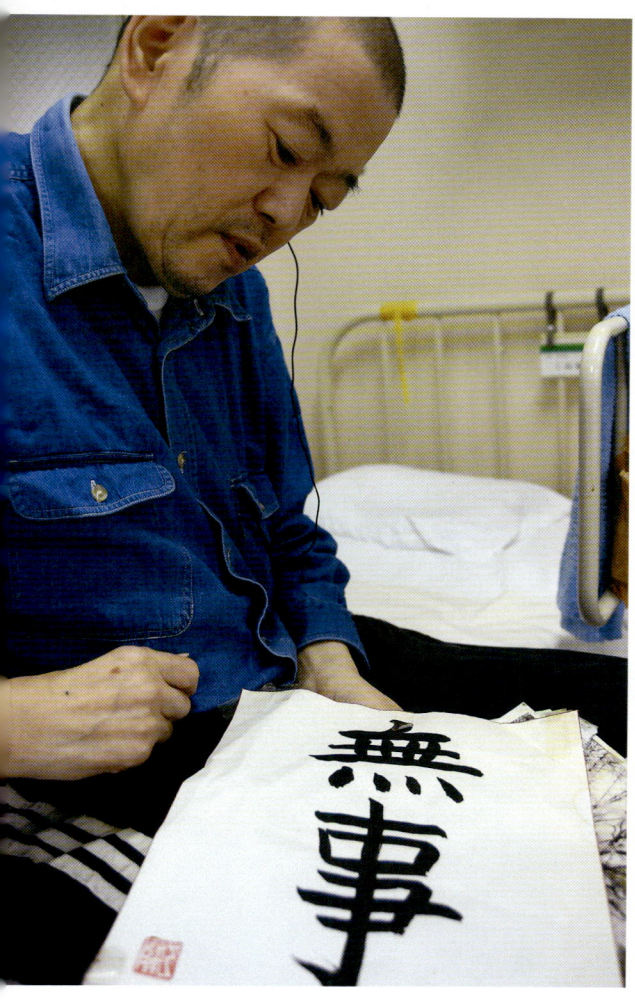

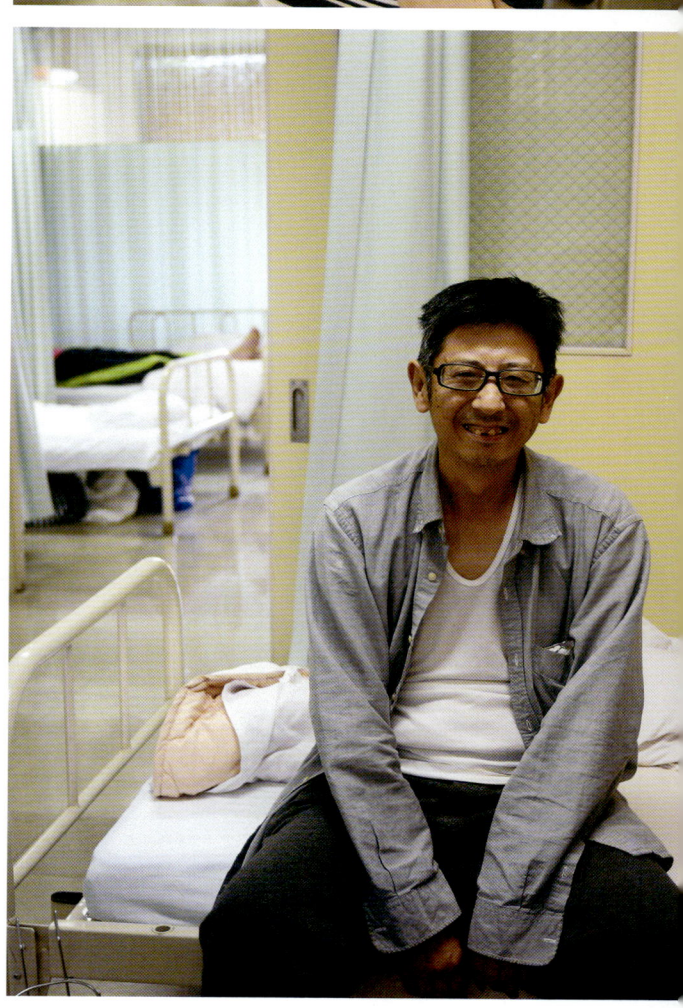

対峙する課題

　一方，多摩中央病院では2010（平成22）年に精神科急性期治療病棟入院料Ⅱを設置。しかし現在，急性期として算定できるケースは50％に満たないという。

　「"長期入院の患者さんであっても安心して入院治療を続けられるように"と

いう病院のスタンスも遠く関係し，急性期病棟だからといって"なにがなんでも3か月で退院を"というようには言っていません。患者さんとご家族ともに退院することに不安がある状態であれば状況が許す限り病院でフォローできればとも考えていますが……」。そう話すのは精神科急性期治療病棟の

宮坂京子看護師長。しかし，こうも続けた。「ただ，ベッドコントロールの面ではかなり逼迫している現状もあり，急性期病棟としての機能を維持するうえでも体制を見直す必要があります。また，環境が変わることで患者さんが思わぬ回復を見せるということも現実にあるので，長期入院の患者さんの転

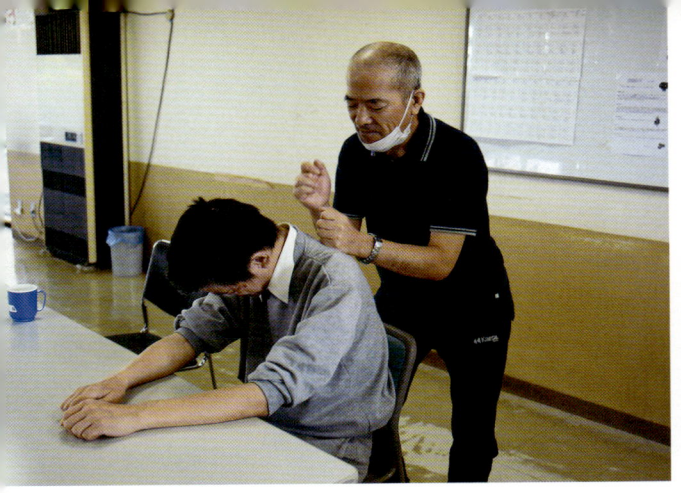

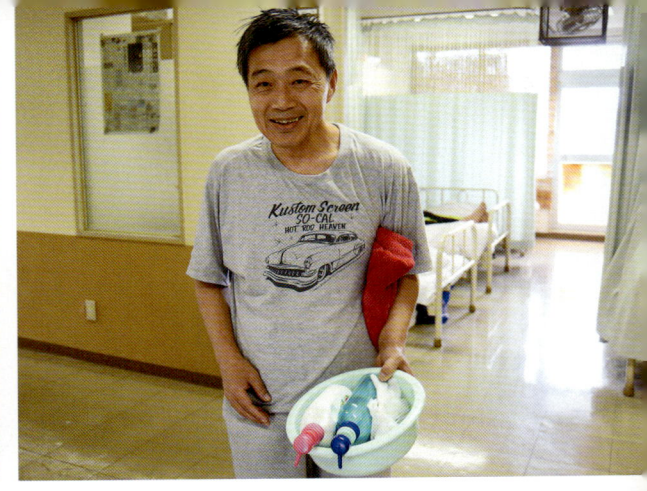

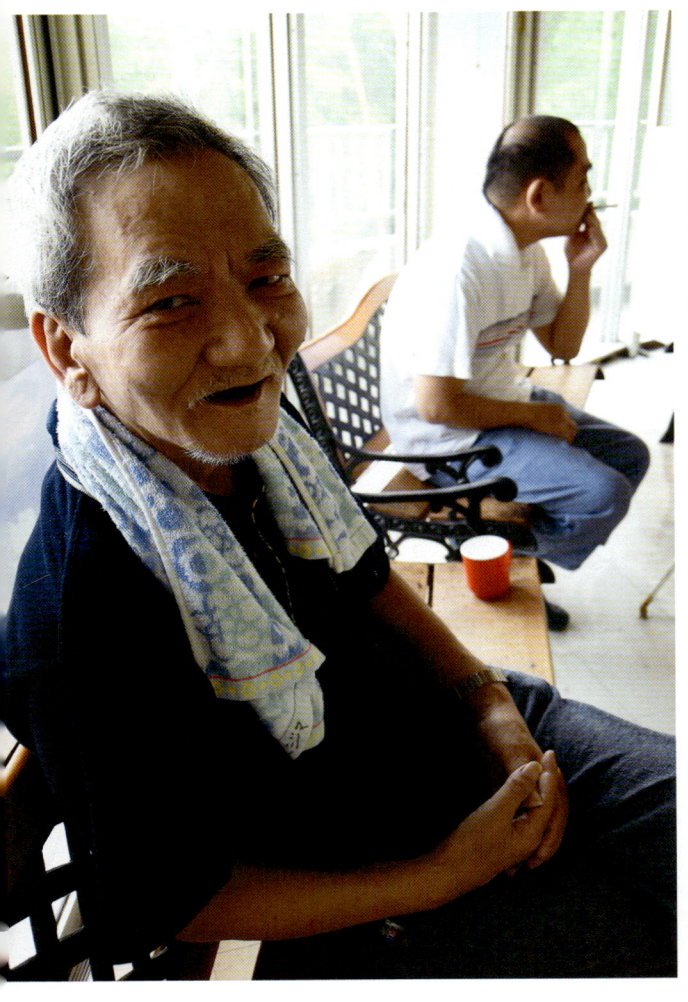

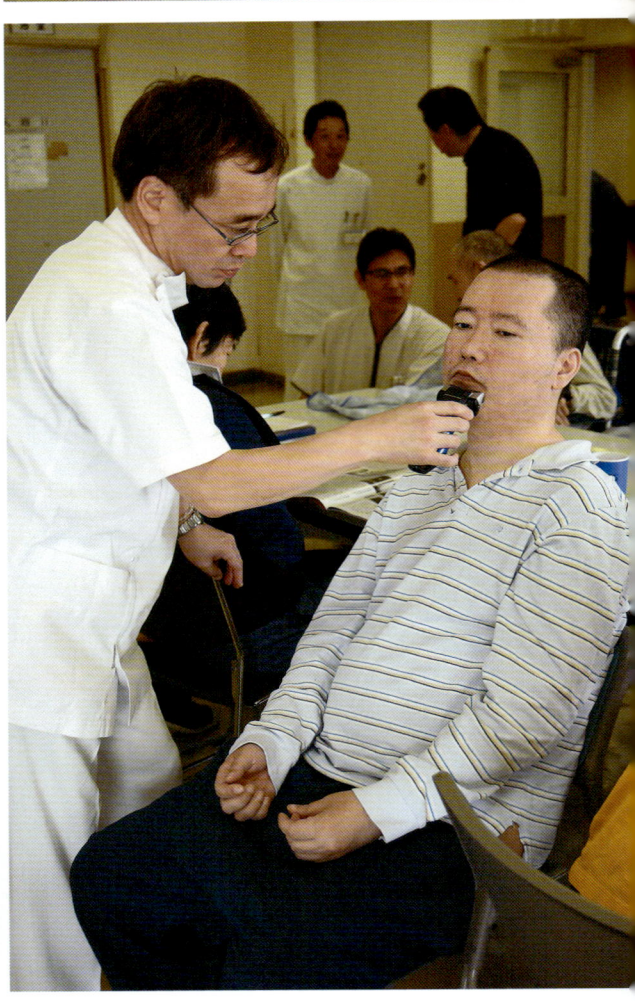

院を受け入れることにも意味はあると思いますが、それを意味あるものとするためにはきちんとした治療的な枠組み（目標）が必要です。漫然とした入院で患者さんをさらに沈殿させないためにも、退院に逡巡している患者さんの背中を私たちがもう少し押してあげられるようになるためにも、病院全体で退院支援をきちんと機能させていくことがやはり必要だと考えています」。

職場環境の改善を通して

先にご登場いただいた奥田看護部副部長は3年前の入職当初より、職場環境の見直しに努めてきた。手始めに看護職員全員へのヒアリングと職員満足度調査を実施、その結果を受け4週6休を8休に変更するという労働条件の改善などを行ったが、一方でその過程で硬直した組織文化上の問題も見えてきたと言う。「たとえば、新人や夜勤のみのスタッフへの不十分な教育体制や、年功序列的な風土が不満としてあがり、それが職場定着を阻害する要因

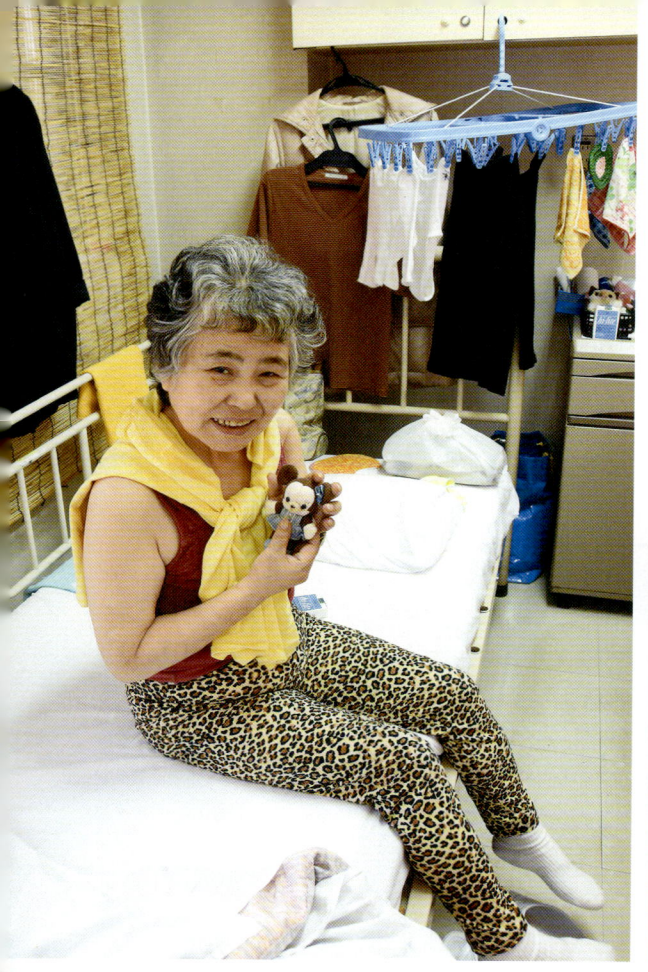

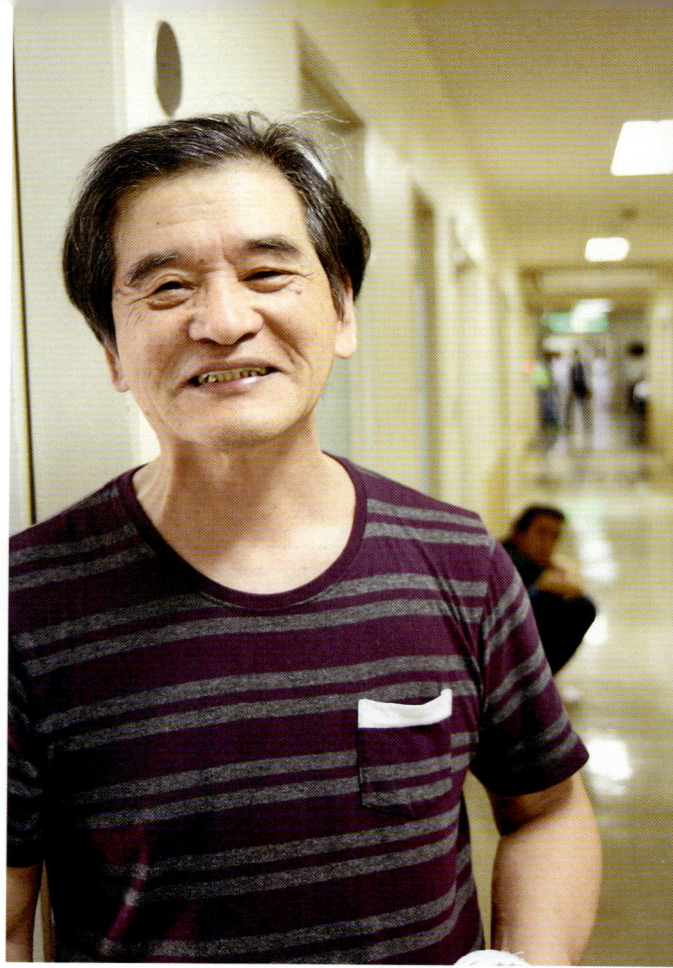

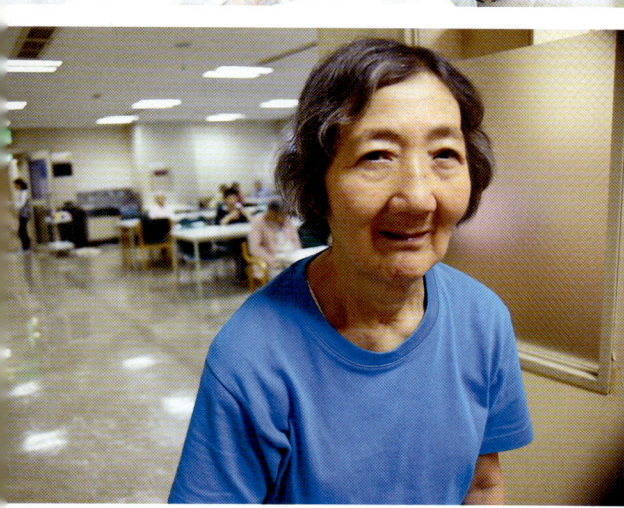

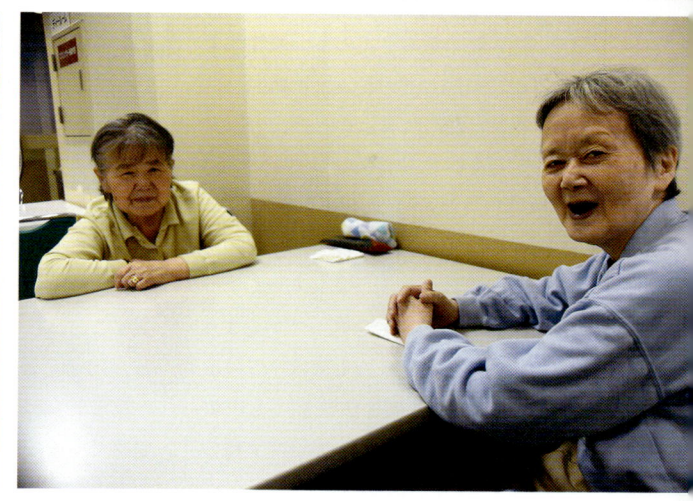

になっていることがわかりました。潜在する"不満"を"問題"として可視化させながら，1つ1つ改善していったという感じです。その結果，人材確保も容易になり，人材・組織の代謝がよくなってきました」。

多摩中央病院では「自分の親も診（看）てもらいたいと思える病院」をめざすべき最終目標としてすえているが，その一歩手前として現在「（知りあいに転職の相談を受けた際）就職を勧められる病院」を目標としている。「この目標は自分たちの病院を現実的・客観的に評価するための1つの指標になると思うのです。まだまだ十分とはいえませんが，現にスタッフのつながりで入職するケースは増えてきています。私は現在，直接患者さんのケアに携わっているわけではありませんが，スタッフが気持ちにゆとりをもてる環境なくして質の高い看護実践はあり得ません。今後もスタッフを取り巻く環境に働きかけることで，患者さんのケアに貢献していきたい。そう考えています」。

「院長」に訊く

精神科医療の"現実"を直視し，担うべき役割を果たす

特定医療法人社団聖美会 多摩中央病院 院長
一瀬邦弘さん

　私は6年前まで公益財団法人東京都保健医療公社豊島病院の院長をしていました。そこは東京都における精神科の3次救急を担う病院の1つなのですが，そうした病院と比べると当院は非常に緩やかな病院といえます。わが国の精神科医療を1つのダムとして考えたとき，上層部の「急流」を救急急性期中心の病院に，一方で底のほうでゆっくりと動いている層を長期入院の患者さんの多い慢性期中心の病院と考えることができます。当院は後者に属しています。

　近年，精神科医療においても救急急性期が重点化されていますが，こうしたダムの「表面」の「急流」にばかり光があてられ，もう一方の現実に目を瞑っているようにも思えます。たとえば，この度の精神保健福祉法改正でも医療保護入院の患者さんの退院支援の強化が謳われているものの，医療保護入院者退院支援委員会が取り急ぎ対象とするのは2014年4月1日以降に入院した新規入院者です。実際に退院が困難になっているのはダムの「底」にいる長期入院の患者さんなのですが，そうした患者さんへの支援は先送りにされているという，やや本末転倒な現実が一方には存在しているわけです。当院でも，こうした退院支援に乗りにくい患者さんにこそ，光をあてていかなければならないと考えています。

　ただ一方で，当院も精神科急性期治療病棟（入院料Ⅱ）を設置していますが，患者さんや家族に対して「3か月で退院を！」と殊更に話すことはしていません。そもそも「3か月」という期間は診療報酬の算定上"病院に"課せられている期間であるに過ぎず，患者さんや家族の状態によっては，それ以上にゆっくり休んでいただくことが大切な場合もあるからです。もちろん早期退院の重要性を否定しているわけではありませんし，無意味に入院が長期化することは防がねばなりません。ですが，「あまり時間を気にせずにゆっくりと休んでいってください」と言える病院も必要であると私は考えています。また，慢性の意識障害を抱えている患者さんなど，身体管理が必要で在宅生活が困難な患者さんも当院には多くいるのです。

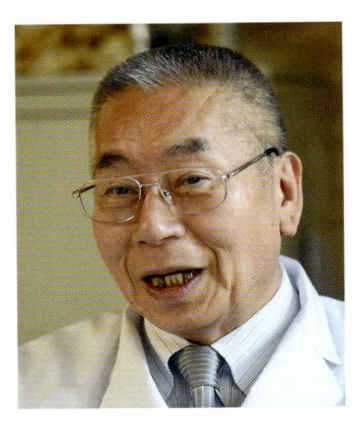

　このように，当院は決して精神科医療の先端をいく病院ではありません。ですが，ダムの「表面」だけでなく「底流」を支えていく病院も現実には必要と考えます。そうした現実を直視したうえで，当院が担うべき役割をしっかりと果たしていきたいと考えています。

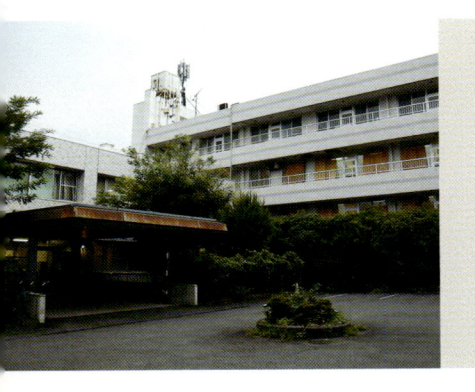

特定医療法人社団聖美会 多摩中央病院

〒206-0021　東京都多摩市連光寺2丁目62番地2
TEL：042-374-2111　FAX：042-374-2114　URL：http://www.tama-chp.or.jp/

- 診療科：精神科・内科
- 職員数：252名（2014年10月現在）
- 病床数　　　　　　　　　　　　　　　349床
　精神科急性期治療病棟　　　　　　　　60床
　精神一般病棟　　　　　　289床（29床休床）

精神科急性期治療病棟入院料Ⅱ
精神病棟入院基本料15対1

看護補助加算Ⅰ
精神科隔離管理加算
精神病棟入院時医学管理加算
救急医療管理加算
精神科身体合併症管理加算
入院時食事療養Ⅰ
検体管理加算Ⅰ・Ⅱ

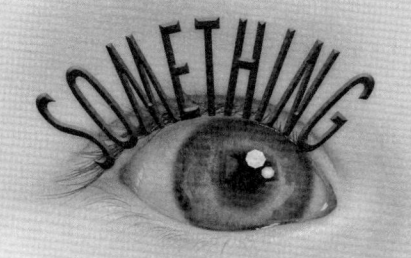

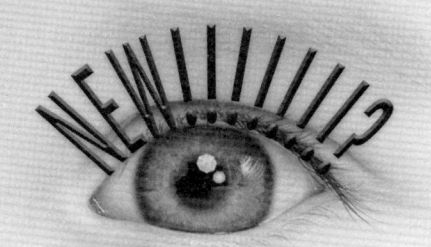

中外製薬の挑戦が始まっています。　　　CHUGAI 中外製薬
Roche ロシュ グループ

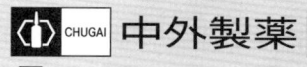

1/2フィクション
過古のひと
夜明け前の看護譚

榊 明彦
さかき あきひこ
医療法人社団翠会成増厚生病院 看護師長

イラスト：長谷川貴子

第8回
風邪 絶ちぬ

1986年、さくら満開のころのこと。

精神病院に就職して1週間が経った。古色蒼然とした病棟には、社会のルールというものを根こそぎ奪い取ったような、あるいは生きる支柱を取り去られたような、退廃的な雰囲気が詰まっていた。が、この淀んだ空気を打ち消すかのように、推定年齢70歳の看護人タケさんは、露悪的な言葉を吐いては陽気に笑っている。時に、上顎の義歯がずり落ちるほど享楽的に笑う。もともと能天気な人なのだろう。毎日がとても楽しそうだ。

タケさんの陽気な振る舞いに比べて、私の心持ちは日ごとに干からびていく。私の顔は、錯綜した路地に佇む迷子のように歪んでいるはずである。不退転の決意で飛び込んだ精神科だったが、この場所を選んだ自分に対する怒りが湧いてくる。自責の念に覆われていく自分が、とても情けない。

私はロッカーに、すでに〈退職願〉を潜ませている。もちろん、いつでも辞められるように、である。患者は柔道着、いや、保護衣を着せられて廊下に転がされている。転がされた患者は、「なぜ自分がここにいるのかわからない」といった表情で、あるいは猜疑心の塊のような目で、私を見つめてくる。凝視された私は、たまらず息苦しさを感じる。

今日、辞表を出すか、それとも明日まで待つ

か。そんな自問自答をくり返していたのだが，答えを出せぬまま，1週間が過ぎたのだった。

★

「患者さんたち，起こしてきて」

主任の一声で，私は看室から出る。だが，その後の一歩がとても重い。私は，デイルームの中央で歩みを止めた。視界に飛び込んでくる患者たちの姿が，私の動きを鈍らせる。念じるように独り言を呟く人。前触れもなく，大声で笑いだす人。常に泣き笑いの顔をしている人。紫に変色した下唇を吸い続ける人。ソフトボールのピッチャーのように，下手投げの動作をくり返す人。彼らは，意味の読めない行動と極端に浅い呼吸をくり返していた。彼ら1人1人に，深刻な問題があることは一目瞭然である。が，その問題は，現代の医学水準では解決できないのだろう。

「われわれは無力だ」

私はそう呟く。そしてさらに続けるならば，

「問題解決」

考えないことだ。現実を直視しろ。厄介な問題が起きる前にしっかりと蓋をするのだ。

「精神病」

あまりにも難しい。難し過ぎる。だから，そっとしておくべきだ。それがいい。そのほうがいい。

「だが，そうは言っても」

できることはしなければいけない。たとえば，患者が暴れないように管理すること。もしも暴れてしまったら，あるいは奇異な行動が続いたら，身動きできないように縛る。それしかない。代替策などない。

以上が，1週間で得た私の心の披瀝である。いずれにしろ，彼らの奇異な行動は「病状の悪化」というとらえ方ではなく，"日常的な光景の1つ"として矮小化されるのである。私は，押しても引いても進みようのない膠着状態の現場にいることを，ひしひしと感じた。私の胸には，隙間風が間断なく吹く。そしてなぜか，悲しみのような感情が渾然と込み上がるのだった。

退職願は，今日，出す。私は，退路を決めた。

「今日が最終日だ。よしッ！」

私は気合を入れて畳部屋へと向かう。そして，廊下を歩きだしたときだった。

「ヨッ」と右手を上げてヒョコッと顔を出す患者がいた。「精神遅滞」の患者さんだ。彼は，舌足らずで稚拙な仕草をする。だが，年齢は40歳を超えている。小柄な彼は，キューピーのような髪型を私の顎に近づけると，上目遣いで私を見上げた。彼は虫歯で黒ずんだ歯を見せて笑う。私も笑顔をつくって「おはよう」と言う。彼は笑顔のまま，しばらく私を見つめた。私は「どうしたの？」と訊いてみる。すると彼は，笑顔を浮かない顔に変えてこう言った。

「イェメルナヨ」

私の目はテンとなり，まもなく「？」に変わった。

「え？　何？　なんて言ったの？」

彼は再び言う。「エメンナヨ」。私は，彼の象形文字のような言葉を，パズルのピースを嵌めるように考えてみる。だが，理解できない。私は，溜息とともに肩をすくめ，当惑顔で確認した。

「『ナメンナヨ』って言ったの？」

すると彼は「違うよ，イヤメルナヨ。ここを，辞めるなよ」と言い直した。

「ここを辞めるな？　病院を辞めるな？　退

職するなってこと？」。
　「そう，辞めるなよ」と言って，彼は頷いた。彼は，どこかもの寂しさを感じさせる様をしていた。私は驚いて返答につまる。私の心の声が彼に届いたのだろうか。応えるべき言葉が見つからない。彼は猜疑の目を崩さず，私を見つめる。ひょっとして彼は，生まれつき他人の心を読み取る力をもっているのだろうか，と思いながら彼に訊いてみた。
　「なぜ辞めるなって言ったの？　辞めそうに見えたの？」
　「辞めそうには見えない。だけど，みんな辞めていっちゃうんだよ」
　「みんな辞めていっちゃう？」
　「うん，そう。みんな……」と言う彼の唇は，悲しんでいた。彼は，読心術があるわけでも，私の心の内を敏感に汲み取ったわけでもなかった。経験上の話をしているのだ。彼は，新入職員はみな，1週間程度で退職し，病院を去っていくのだと続けた。私は応えた。
　「いまのところ辞めるつもりはないけど……」
　「わかった。それならいい」
　そう言った途端に彼は，下半身をモゾモゾとさせた。私が「どうしたの？」と訊くと，彼はトイレへと走って行く。小便を我慢していたようだ。彼の行動になぜかほっとした私は，自然と顔がほころんだ。ここにいる彼らにも，ちょっとした出会いと別れがある。やはり，彼らが過ごしてきた何十年もの入院生活には，のっぴきならない辛抱を重ねなければならない，彼らにしかわからない時間があるのだ。
　退職願い，どうしようか……。鉛のような重い迷いが，胃袋のあたりに圧しかかる。
　彼がトイレから出て来た。目が合う。彼はニヤけた。私もつられて微笑む。彼は，大きな声でこう言った。
　「ズボンにかかっちゃったよ」
　股間を見ると，肌色のズボンは黒に変色し，滝のような影を描いていた。
　「間に合わなかったの？」
　「……うん」
　思案するまでもなく，私の気持ちに変化が起きていた。一度決めたことなのに，どうにもふんぎりがつかない。
　1週間の付き合いなのに，私に「イェメルナヨ（辞めるなよ）」と言う彼。辞めるつもりはないと応えてしまった私。
　……患者を変えようとするのではなく，自分の生活観や感じ方に幅をもたせたほうがいいのかもしれない。もう少しがんばってみるか……。またもや，退職願は保留にしたのだった。

★

　デイルームには，かぼちゃ顔のギンさんとムンクさんがいた。2人とも保護衣を脱いでいる。
　ギンさんはTシャツ姿で廊下で寝ていた。なぜか寝ながら首を左右に振り続けている。幼い子どもが「イヤイヤ」とおねだりをするように，ときに激しく，ときにゆっくりと振っている。一方ムンクさんは，長椅子に座っていた。こちらは，股の間に垂らした両手を懸命に擦っている。何をしているのかまったく見当がつかない。
　そして，坊主頭の若いシンドウ君は，今日もただ1人，保護衣を着せられていた。就職した初日，最初に出会ったモスラ君だ。彼と目が合ったときには，呼吸が止まりそうになったのを覚えている。その彼はいま，保護衣を着せられて

自分の足下を見つめている。腺病質の青年。そのシンドウ君の顔は，異常なほど白い。あまりにも顔色が悪すぎる。そう思いながら彼の顔を見ていたら，ドンという音をたて，彼は突然，床を踏みつけた。私は驚きの声を発した。

「どうしたのッ？」という私の声は彼の耳には届かない。彼は床の一点を見つめる。眼つきは毎秒ギラつき，般若の面に変わっていく。

ドン——。

彼は虫を潰すように，床を踏みつける。しかし，虫などいない。塵1つ落ちていない。なのに彼は，ブツブツと独り言を言っては，勢いよく床を踏みつけるのだった。

「聴こえるのさ」と，吐き捨てるような濁声が背後から聞こえ，私はビクついた。タケさんの意味深な言葉だった。

「聴こえるって，何が聴こえるんですか？」

「幻聴だよ」

幻聴。幻のコエ。

幻聴という言葉はもちろん知っている。しかし幻聴で苦しんでいる人が現実にいるとは。精神科だからあたりまえなのだが，にわかに信じられない気持ちが沸いてくる。

「あいつは，幻聴が聴こえてくると床を踏みつけるんだ」

「でも，あんなに強く踏みつけたら，踵が骨折してしまうのではないでしょうか」

「もう折れてるんじゃねえのかい。頭のほうがつらくて，体の痛みなんざ感じねえのさ」

頭のほうがつらくて？ タケさんの言葉が空疎に響いた。

彼は，幻聴に指示され奇異な行動をとる。幻聴とは，それほどはっきりした声なのだろうか。私には，声質のイメージさえつかない。そして，その特異さもわからない。だが，これだけは言える。幻聴というコエのなかで生きていくことなど，自分には耐えられない。

シンドウ君はとてもつらそうに顔を歪め，一段と目をギラつかせるのだった。

「タケさん，来て！」

今度は女性の声が飛んできた。推定年齢45歳の看護婦の小池だ。彼女はバケツを持っている。

「あいよ。あんたも懲りずにがんばるね〜」とタケさんが茶化す。小池は病棟，いや病院のなかでも若手カテゴライズに入るだろう。

「懲りずに続けないと下がらないのよ」という小池の言葉に，タケさんは「無駄なことはやめたほうがいいぞ」と水を差す。だがタケさんは，精神科にはよくありがちな常套句を口にしながらも，小池の後をついて行く。私もタケさんの後に続いた。

ドン——。

シンドウ君は，また床を踏みつけた。

★

小池は8人の畳部屋へと入っていった。患者の横でしゃがみ込むと，布団を剝いだ。

「ヤッタロウさん，おシモを拭くからね」

私は就職したときから，彼女がヤッタロウさんという患者の股間を拭きつづけていることを知っていた。

ヤッタロウさんの唇は，大福餅を食べたあとのように白くなっている。塩が噴いているのだ。ヤッタロウさんは小池の顔を確認すると，喉の奥から，ウウ，ウウと消え入りそうな息をしぼり出す。彼は不満顔だ。清拭を嫌がっているこ

1/2フィクション
過古のひと　夜明け前の看護譚

とが伝わってくる。だが，今日も無抵抗。体を拭かせるようだ。彼は，小池の指示にはとりあえず従う。とはいえ，あわよくば，である。とりあえずの受容なのだ。油断は禁物。ヤツタロウさんは不穏になると，相手が女性であろうとパンチが飛んでくる。そのときの守り神として，タケさんが付き添っている，というわけである。

「こうしないと熱は下がりませんよ」

小池は，ヤツタロウさんの熱を下げるために清拭をしているのだった。

「そんなことしたって下がりゃしないよ」

入口で待機しているタケさんの毒舌だ。タケさんは根はよい人なのだが，一生懸命な人の士気を下げる癖がある。そして，なんといっても話に枝葉が多い。

ヤツタロウさんは，1週間ほど前から高い熱が続いている。熱の原因はわからない。なぜわからないのか。それは検査をしないからだ。ではなぜ，検査をしないのか。職員の怠慢，だからではない。ヤツタロウさんは，検査と察した瞬間，鬼の形相に変わり暴れだすのである。治療拒否の状態だ。だから解熱剤や抗生剤などの薬も飲んでくれない。ということは，もちろんここで出される薬も飲んでいない。

普段のヤツタロウさんは静かに病室で寝ているだけだ。私たちが彼の機嫌を損なわなければ，彼はなんの問題も起こさない。だからわれわれも，積極的な治療はしない。彼の，ただここにいる，という入院生活を見守っているだけなのである。

この病棟にいる患者たちは，身内が消息不明の人が多いらしい。彼もその1人だ。彼は，家族と疎遠になった孤独な，いや，孤絶した老人なのだった。

孤絶状態のヤツタロウさんは，医師をも寄せつけない頑固な爺様だ。ところが，小池だけは例外のようだ。彼女が近づいても，彼は不思議と不穏にならない。

「私もいままでに何度も殴られたわ。ね，ヤツタロウさん」と，小池は清拭をしながら自分自身に言い聞かせるように話す。さらに「ヤツタロウさんは不潔でしょ。お風呂も入らないし，着替えもしない。要するに陰部からの感染なのよ。でなきゃ，何日も高熱が続くわけがないじゃない」と，平凡ながらも筋道の通ったことを言う。小池は，確固たる根拠のうえで，清拭を続けていた。このような小池の患者思いの行動が，彼の不快な気持ちを多少なりとも鎮めているのだろう。

「あんたはそう言うが，ありゃただの風邪さ」とタケさんが言う。小池は黙々と清拭を続けている。小池の無反応が癪に障ったのか，タケさんは「熱が下がらねえ……『かぜたちぬ』ってか」と言って，カッカッカッと豪快に笑った。

「ただの風邪なら咳や痰がでるはずでしょ」

清拭する小池の手に力が入る。笑えない雰囲気だが，〈風邪，絶ちぬ〉。おもしろいことを言う人だ，と私は感心し，彼の毒舌に舌を巻く。がしかし，すぐに，〈人間不合格〉と言った彼の言葉を思い出し（本連載10月号「人間不合格」），不快が再燃した。

人間不合格？　患者を愚物のように言って……。強い不満が胸を圧搾する。が，またすぐに，そうは言っても，とてもじゃないがタケさんと渡り合う勇気はない，と怖気づく。

私の心中は，正義，体裁，社会性，自分らしさ，学校を卒業することが最優先の課題などなど，葛藤で騒がしくなっていた。

と，そのとき，背後で殺気を感じた。タケさんが黙然と腕を組んでいたのだ。
　しまった！　と私は思う。
　タケさんが咳払いをする。私は，斜め後方に視線を向けた。恐る恐るタケさんの顔を見た。目が合う。刹那，私の魂は凍りつく。タケさんは，前かがみになって声を潜めた。
「榊よ，文句がありそうだねえ～」
「いえいえ，文句なんて滅相もない……。"風邪絶ちぬ"，なかなかオモシロいですね」
　オモシロいですね，のところで声が裏返った。私は自嘲混じりの表情をつくる。タケさんは常に，しげしげと私を観察している。侮れない人だ。
　私は，会話の方向性を折らずに，差支えのない話題を探した。
「タケさんは，文学が好きなんですか？」
「なんで？」
　タケさんの目は，マッチ棒のように伸びている。
「『風立ちぬ』は，堀辰夫ですよね」
「ああ，そうだよ」
　タケさんはつまらなそうに同意した。私の腋から一滴の汗が流れる。
「私が就職した日も，太宰の名を言っていたので，文学が好きなのかな，と」
「暇なときに読むだけだ」
「私は太宰が好きです」
「あ，そう」
　首のまわりに粘ついた汗がまとわりつく。
「『桜桃』，ご存知ですか？」
「知らんね」
　話しは続かず，気づまりになった。私の存在はタケさんの「知らんね」の一声でしりぞけら

れた。
「小池の姉さんよ，そのくらいでいいんじゃねえのかい。すぐに昼飯になっちまうぞ」
「ちょっと黙っててッ！」
　病室に甲高い声が響く。小池の態度が豹変した。茶々を入れていたタケさんの息が凝る。タケさんは，毒気を抜かれたように無口になった。私も動揺を隠せない。小池は，時に看護主任と遜色のない存在感を出す。私たちは，息を呑んで事の推移を見守った。ヤツタロウさんは，口をもぐもぐさせながら無言で股を広げている。小池は短い嘆息をついてから，ヤツタロウさんのめくれたシャツを整え，皺を延ばした。
「ハイ，終わり。ヤツタロウさん，よく怒らずにいてくれました。ありがとぉ～」
　小池は優しさのこもった声でいった。特に「ありがとぉ」の「お」の声に，体温を添えたようだ。小池の顔に穏やかさが戻ったことで，緊張していた空気が一遍に和んだ。
　やはり穏やかな顔，そして，こころが大事，素直にそう思う。
　「穏やかな顔」。漱石がこんなことを言っていた（はずだ）。

持って生まれた顔は色々になるものです
（夏目漱石『草枕』）

　幻聴で苦しんでいるシンドウ君を見つめていた自分の顔。「人間不合格」といったタケさんの言葉を思い出して不快さが蘇った自分の顔。小池が落とした雷に驚く自分の顔。そしていま，穏やかな気持ちになった自分の顔。患者さんからはどう見えているのだろうか。
「ハ～イ，解散，解散」

タケさんはそう言うと，廊下をそそくさと歩きだす。
「榊君，どうもありがとう」
「いえ，お疲れ様でした」
　私は，小池からバケツを受け取る。看室へ向かう小池の背筋はぴんと伸びていた。彼女の背中を見ていたら，ふとこう思った。
　患者を病人とも思わない看護者が多いなか，彼女は，やるべきことを自分のスケジュールのなかに組み込み，淡々とやりとげる。彼女は，ヤツタロウさんの環境整備を始めたころ，彼に接近するたびに暴力を受けた。髪を鷲づかみにされ，顔を上げた瞬間に肘鉄を喰う。そして，彼の骨ばった拳を顔面で受け止める。彼女の形のよい鼻梁には青痣ができ，1週間以上も消えなかったこともあったという。しかし，過去に何度も苦い仕打ちを受けた患者であっても，彼女の態度は毅然としていた。そして，さしてためらうこともなく，環境整備や清拭を続ける。彼女は，暴力や恫喝に対しては，断固として屈しない強い精神をもっている。そしていま，彼女は，ヤツタロウさんの身体を拭き終えると，下着の皺を延ばす細かな配慮を見せた。彼女の地味な動きの中に，看護婦としての信念，そしてひたむきな情熱が隠されていた。この情熱そのものが，看護というものなのだろうか。
　私は，バケツを持ったまま，ヤツタロウさんの部屋に再び戻った。万年床のヤツタロウさんと目が合う。彼は，熱の不快とは異なった心の煩悶を，しっかりと顔に表していた。そして，口をモゴモゴと動かし，喉仏を上下させる。握った拳は，自分の膝頭を叩いていた。ふと，彼の口の動きが止まった。彼は，目をつむり，「プ〜」と屁をこいた。ちなみに，ヤツタロウさんは明治の生まれ，八番目の男の子として誕生したらしい。
　しばらくして，ヤツタロウさんの風邪，いや，尿路感染だったのだろう，小池の信念とも言える看護で寛解へと向かった。彼女の実践は，私に，心地よい音楽を聴いたときのような情操を与えてくれた。そして，小池のイニシアチブに感心した。その感心は感動へと変わり，この感動が全身を覆っていった。
　が，しかし。私の胸のあたりに相反する感情が生まれた。何か大切なことが置き去りにされているような気がする。ヤツタロウさんと小池との2者関係に，不自然さがある……？　ヤツタロウさんの「抵抗」。小池の「我慢強さ」。私は，なぜか思案に暮れる。
　何かがぼやけている。何か大切なものを見誤ったような気がする。私は，喉に引っかかった小骨の正体がつかめぬまま，口の中で「でも，まあ，いいか」と呟いた。

★

　昼食を配ると，患者たちは猛然と食べはじめる。そして，あっという間に食べ終えてしまう。食べ終えた後は，何をするでもなく畳に横になる。そんな生活を続けているせいか，患者はスイカを丸呑みしたような腹をしている人が多い。だが稀に，そんな生活をしていても，身体に脂肪がつかない人もいる。ミイラのように痩せているのだ。私の目には，骨と筋しかない腕を枕にして，目を閉じている患者たちの姿がとても痛々しく，また奇妙に映った。
　そろそろ看護学校へ行く時間である。私は，デイルームを見回して退社しようとした。その

とき，長椅子に座るムンクさんが視界に入った。彼は，ひょうたんを逆さまにしたような輪郭に，青白く透き通った肌をしている。その透き通る肌に目だけがギョロリと浮いていた。一言でいえば，不健康極まりない形相である。彼は依然，両手を擦っている。好奇心を刺激された私は，彼に近づく。そして，彼の前にしゃがんだ。彼は，私の気配には動じない。前方を見つめつづける。そして手をさする。

「何をしてるんですか？」と小声で訊いてみる。

「(無視)」

けんもほろろにあしらわれた。彼の瞳を見る。ン？ 網膜が曇っているようだ。よく見ると，彼の片方の目は白濁していた。白内障だろうか。

彼は手の平をこすりつづける。シンドウ君同様，彼もまた幻聴に聴き入っているのだろうか。それとも，ただ考えごとをしているだけなのだろうか。長い間，精神を病むと，複数のことを同時に考えたり，広い視野がもてなくなるのだろうか。重い沈黙が訪れた。私は，衝動的に話しかけてしまったことを後悔し，「話しかけてすみませんでした」と言って立ち上がった。すると，彼が「むむ……」と一度頷き，大声で「そうか，わかった！」と叫んだ。私への返答ではないことはすぐにわかった。「すみません」に対し，「そうか，わかった」ではコミュニケーションとして，ヘンである。私は，留まることも退くこともできず，彼の前で佇む。

「榊君，学校行かなくていいの？」と小池が助け舟を出してくれた。

「そろそろ行かせていただきます」

私は「失礼します」とムンクさんにあいさつをした。彼は前方を見つめたままだ。呼気は喉元で止まり，瞳は人形のように凝固している。しかしながら，聴覚だけは敏感に働き，囁く幻聴を脳の中枢で紡ぎとっている。間違いない。なぜそう思うのか。彼の目元には怒気が浮かび，そして，頬をぴくぴくと震わせていたからだ。

数日後，私は，特別な存在であると信じているパラノイアのムンクさんから，この病気の根底に潜む悪魔の存在を知らされることになる。そして，無力感とともに，奈落の底に落ちる感覚を体験するのだった。

REPORT

浦河べてるの家 その後の先駆者たちの動向
異なる文化を通じて感じた精神保健と看護

はじめに

　2014年2月12日に診療報酬改定が厚生労働省に答申されて、同年4月1日から精神保健福祉法も改正された。特に法律に規定される早期退院等の仕組み（精神科病院管理者の義務規定）のところで、「退院後生活環境相談員」という新たな役割・業務が、さらに入院期間の明確化と入院の必要性を審議する体制が規定され、入院時に入院期間を明確にし、入院診療計画書に『推定される入院期間』を記載し、医療保護入院届けとともに提出することになった。

　筆者がもっとも注目したのは診療報酬の改定で、院内標準診療計画加算200点（退院時1回）で、特に統合失調症、統合失調型障害および妄想性障害、気分（感情）障害の患者に対し、入院日から起算して7日以内に、医師、看護師、精神保健福祉士等が共同して院内標準診療計画を作成し、患者が60日以内に退院した場合に退院時1回に限り算定できるとした部分であった[1]。短期の退院に向けて努力した現場にのみ得点を与えるというものになっている。

　北海道浦河町では少なくとも退院促進という取り組みは、1984年以降、浦河べてるの家（写真1：以下、べてるの家）が特化して取り組んできた課題であり、これまで多くの当事者が自身の生活について当事者研究を行い、報告がなされている。そのため、「何をいまさら」という感はぬぐえない。住まいに関しては、浦河町内に行政からの支援を得ながら、グループホームなどを確保し広げてきており、就労に関しては統合失調症をもった社員を雇用する環境づくりとして、みずから働きやすさの条件を、当事者自身が研究的に見い出していっている。第三者から求められる就労条件に、当事者自身が適応するといったパターンの就労は成功が難しい。大切なのは「生きること」と「働くこと」の一致である。ここでは参加型の就労が謳われてきた[2]。

　筆者とべてるの家との関係は、4年前（北海道文教大学人間科学部看護学科に勤務していた時代）に『グループホームべてるの家』に宿泊をしながら、べてるの家創設当初から法人を牽引してきた当事者（佐々木実さんと早坂潔さん）へのインタビューを試みたことが核になっている。

　今回の訪問（6月16日）は、とうとうやってきた退院促進の嵐を、2人の先駆者がどのように迎えているのかを考える意義深い旅ともなった（写真2）。

べてるの家の先駆者たちについて

　べてるの家は、浦河赤十字病院の精神科病棟を退院したメンバーが地域に『どんぐりの会』という回復者グループをつくったのが始まりで、その当時から川村敏明氏（医師）、向谷地生良氏（PSW）がかかわり、佐々木実さんらも参加していた。この当時は日本の精神医療も入院中心の考え方を主流とし、グループホームへ居場所を移行するという話題はほとんど聞かれなかった時代といってよい。この時代に浦河の教会の旧会堂をグループホームとして使うという試みを、佐々木実さんや早坂潔さんをモデルケースとして、試行的に行った。それ以来2人はべてるの家を牽引してきた当事者であることは間違いない事実である（べてるの家の歩みの詳細については多くの本が出されているのでそちらを参照いただきたい）。

　筆者は2010年にいのちのことば社より『べてるの家の先駆者たち―苦労を大切にする生き方』を

東京家政大学看護学部看護学科
精神看護学 教授（埼玉県狭山市）

大澤 栄
おおさわ さかえ

出版した。多くの関係者から2人の語ったライフストーリーに温かい賛辞をもらった。この本ではライフコース研究を採用し，人との出会いによりどのように2人の生き様に変化がもたらされたのかを核に見つめている。このような個人情報の本が世に発信されることは稀であった。2人が本の巻頭に添えてくれた大切な"宝石"をここに記しておきたい。

全国で入院中の精神障がい者のみなさん。障がい者でも社会に影響を与えていく使命があると思います。私は，障がい者と健常者が助け合い，啓発し合って生きていける理想のために，これからも生きていければいいと考えています。信じ，信じられる関係，赦し赦される関係，そんな関係が世界中に生まれることを願いつつ。

その後の先駆者たちの動向インタビュー

本稿の作成に際しては，グループホームにボイスレコーダーを持参し，インタビューの前に情報の取り扱いについて，本人と施設側の了解を得て，内容を録音させていただき，活字化した。

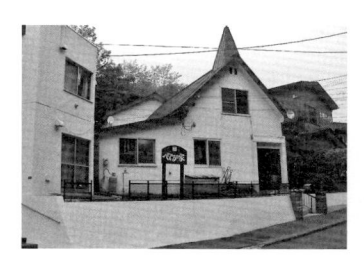

写真1　浦河べてるの家

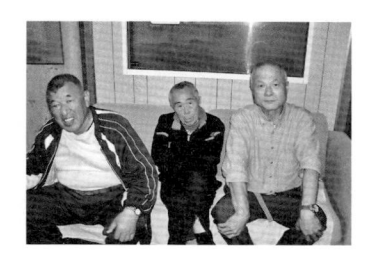

写真2　（左から）潔どん，佐々木さん，筆者

文中には川村敏明医師から電話でお聞きした内容についても加えさえていただいた。併せて写真撮影の了解を得て，雑誌への転用の了解を得たものである。

1）早坂潔さん（57）・社会福祉法人浦河べてるの家理事

今回インタビューに応じてくれたのは早坂潔さん（通称，潔どん）であり，以下はその全文である。

Q1　4年前に筆者が訪問した後の経過（暮らしぶりについて）

3年前12月27日に退院して，その後入院していない。べてるに通って支援の世話人に応援されて，なんとかやっている。部屋も月曜日に洗濯して，布団も干してシーツも取り替えて，掃除機もかけて，毎日飲む薬をカレンダーにセットすることを，支援の人に手伝ってもらっている。自分でやることもある。その中で朝はヘルパーさんが用意してくれた食事を食べて，べてるに行って仕事をして，昼食サービスを受けている。夕方はグループホームに帰り，食事はやはりヘルパーさんが用意してくれた食事を食べて，薬を飲んで風呂に入って夜はよく寝るというスタイルを続けている。最近病気のほうも休んでいて，調子よく講演に行けていて，帰ってきても，疲れることは疲れるが，寝れば直っている。べてるに通えている。いまがいちばん調子いいです。

Q2　以前の生活状況を振り返ってどうですか

がんばって講演先ではよい具合でやっているんだけれど，飛行機で帰って来ると，現地ではよかったんだけど，到着するとハイになって疲れたまま，一晩

REPORT

寝ようとしたけれど寝れなくて，いろいろなものが見えはじめて，入院ばかりしていた。調子が悪くなると，グループホームにいても，怒鳴ったり，壁を打ちぬいたり迷惑を随分かけた。自分がいちばん大変なんだけれど，ここの生活支援の人たち（グループホームべてるの家）や佐々木実さんなどが気を遣ってくれるなかで，やっぱり入院するしかなかった。

Q3　昔といまの違いはどんなことか

　生活支援の人たちの応援もあって，日常生活は大きく困ることもなくできている。自分の部屋に入ると少し落ち着いていられる。昔入退院をくり返していたころといまとの違いは，調子はいまのほうがいいし，疲れていてもハイになることはないし，疲れていたらみんな僕のことを知っているので，「疲れているんだから休んだら」と，言ってくれるので，そのお陰もあり自分らしくいられる。そうしていられることが許されるということかな。

　昔は「がんばらなきゃならない」というのがいつもあって，でもがんばれるかというと毎日病気も出ていたからがんばれなかった。

　川村先生が2か月前にグループホームに来たときに「や一，潔さん安定してるな」と言ってくれた。薬も昔に比べてずいぶん少ない。疲れていたり，大変だったら，支援の人たちが「少し休んだら」と，ちゃんと教えてくれている。支援の人たちとの交流やつながりを大事にしたいと思う。例えば，口喧嘩になっても，謝れるようになったり，お互いの食い違いがあったとしても，そこの底辺というか弱さをちゃんと出せるというようなこと。支援の人が考えてくれるから，それをきちんと受け止めるということ。相手のよさを受け入れられるようになった。3年前はあらゆることが不安だった。でも相手のよさを見て，相手によって対応を考えられるようになった。

Q4　このような進歩のきっかけはなんですか

　最近は，自分の部屋だとちゃんと寝れるという気持ちができて，向谷地さんと相談して「父さんはもういないんだけれど，父さんありがとうという暗示をね」そういうのをちょっとやってみて，父さんと自分との和解もできた気がする。

向谷地さんが『安心して絶望できる人生』という本を書いてね，そこの表紙に「父さんありがとう」ってね，書いていた。もう怖がることもないし，疲れたら休めばよいということ。僕がいちばん怖がってたのは，昔一緒に暮らしていたときの父さん。怖くて怖くて。そのなかで「父さんありがとう」と思えるようになった。本のタイトルも自分には大きな暗示になった。その暗示は自分で自然にできるようになった。

Q5　自分の人生を通じて何を言いたいか

　これからワーカーや看護師などをめざす若い人たちに，障がいをもっていても，べてるでは，商売をちゃんとして，自分に利益もあるようなそんな形で，よりよい底辺というか，弱さの底にあるものというか，精神的なものもそうだけれど，そういうところを勉強してもらいたいと思う。

　病気はないほうがいいんだけれど，病気があったから，病気のためにほとんどの人生を失してしまうから，ないほうがいいんだけれど。あっても楽しいことができるんだよということを，細々とやっているべてるの家で，お客さんが来て交流ができたり，

浦河べてるの家 その後の先駆者たちの動向

美味しいものも食べたり,自分にとってプラスにできるものはちゃんとあるんだよということを,病気を通じて学んでほしいと思う。病気がないならないなりに大変だけどね。(終わり)

法律改正に伴う地域精神医療の変革期(浦河赤十字病院精神科は看護師不足から病床廃止を決めたが,地域の反対でストップとなり,逆に全国からのサポートもあり,存続の方向で動いている)のなかで,全国的には待ったなしに病床数削減の大号令がかかっており,長年主治医でお世話になってきた川村医師も,浦河町内に精神科クリニックを開院するという動きにもなっている。

この稿をまとめるにあたり,浦河の川村医師と電話で話す機会を得た。川村医師は「これまで潔さんの病状に治療的にかかわり過ぎてしまった結果,依存関係が生まれて,それが入退院をくり返すことにつながり,かえって本人の自立を妨げてきた自分を反省し,なるべく病院に入院したりするのではなく,地域の関係者や仲間のなかで折りあいをつけていけるように,本人との距離をとるようにした」「実際,病院に入院したとしてもすぐに地域に返されてしまうから,病院の医師や看護師さんに甘えるわけにはいかない現実もあって,結局地域のなかでの支援を受け入れて,ほどよくまわりに頼りながら生きてゆく道に降りて行ったと言ってよいと思う」と語っていた。

そしてこの医療(川村医師らによる)と潔さんとの直接的な関係の変化に,後から病院の受け入れ態勢の変化も生じ,それらが間接的に影響を与えあったのではないか。問題はいろいろあっても「安心して絶望しても地域の支援者や仲間のなかで,自分のライフスタイルを維持しながら生きていける」という形を本人なりに獲得したと考えられる。

主治医の気づきと反省から生まれた支援関係の距離感を,潔さんなりに敏感に感じとって,これまで入退院をくり返していたときのように病院に頼れなくなった現実のなかで,入院しない生き方(入院しなくても休養と仕事,生活リズムの調整をする生き方)に舵を切ったのではないかと思われる。舵を切るためには,お父さんから受け取った「休まずがんばれ」という,交流分析でいうところの,幼児決断による「ドライバー」[3]を手放す必要があったのではないか。向谷地氏との間で交わされたとされる暗示は功を奏し,本人の言う「父親との和解」ができたのである。これらによって無理をしないで,まわりの人々との関係を受け入れて,自分のスタイルを維持しながら,べてるの家に貢献してゆく道を見つけ出したということになりそうである。

「自分のスタイルをもって,支援者を受け入れて,爆発しないで生きてゆく」という潔さんの言葉には,4年前,周囲の人や物に敏感に反応し,打ち震えていた"潔どん"の姿はなく,川村医師の気づきと反省が,潔さんの生活環境によい意味で影響を与え,ドライバーを手放せるまでに成長させたと考えられる。

精神保健福祉法改正の前から,川村医師は一貫してこれまでの精神医療が,治療的なかかわりを取り過ぎていて,それがかえって当事者の自立を妨げていたことについて主張しつづけてきた人である。医師が立ち位置を変えたことで,潔さんもそこから大きな収穫を得ることになったのである。

REPORT

2）佐々木実さん（72）・社会福祉法人浦河べてるの家理事長

今回佐々木実さんへのインタビューは実施しなかった。本人の体調もあり遠慮されたからである。ただ，筆者が訪れた際には温かく受け入れてくださり，『グループホームべてるの家』で，いろいろ4年分の親交を暖めさせていただいた。佐々木さんの部屋にもお邪魔して写真を数枚撮影させていただいた。

佐々木実さんは，長年の福祉功労から2013年第9回精神障害者自立支援活動賞（リリー賞）を受賞している。その受賞理由などについてはhttps://www.lilly.co.jp/pressrelease/2013/news_2013_008.aspxを参照してほしい。

進化を続ける先駆者たちに期待

向谷地氏は，浦河赤十字病院にソーシャルワーカーとして就職したときに，全国で展開されていた精神医療の実態について，これは医学ではなく「囲学」であり[4]，人間として当然の苦労を取り上げるような処遇原則がまかり通り，「障がい者だから何もできやしない」という意味づけがされて，自立のチャンスは著しく奪われてきたと主張していた。押しつけるのではなく，障がいをもった人々が，その人なりにみずから選んで苦労を背負ってゆく方法を模索し，「安心してサボれる会社づくり」「安心して絶望できる人生」を提唱して来たといってよい。

それらが産声を上げた当時は，理解者も少なく，正に試行錯誤の連続であり，べてるの家自体の運営も大変な時代もあったが，メンバーそれぞれが苦労の積み重ねを経験し，それをお互いにシェアしてここまで来たということになろうか。

また，支援者が病気や生活上の問題について，「治してやる」という関係性ではなく，そのままを受け入れて，当事者として苦労する人に寄り添い，自分も苦労をともにする。そして個人や病院や施設の課題ではなく町ぐるみで課題克服を考える。たとえば浦河の特徴として，過疎とアルコール依存症者の多い町である。過疎に対しては，浦河の特産昆布を売り込み，"べてるまつり"や見学者の来訪は経済効果を生んだ。アルコール（アルコールに限らず精神疾患全体に通じる）に関しては，アルコホーリックス・アノニマスの考え方を基礎に，「アルコールに対して無力である」ということを認めて生きる姿勢が，自分を見つめて当事者研究をするという方向性にもつながったものと考えられる。

前述した，べてるの家にとっての節目（難局）に，清貧の生き方を貫いた佐々木実さんが私財を投じて後押しし，潔さんは大らかな面の頼もしさと，繊細で不安定であるという両面をもちながら，むしろそれが「弱さを絆に」という姿勢を生み出し，べてるの底辺を支えたと考えてよいのではないだろうか。

先駆者として自分のスタイルで就労し，支援者の協力を得ながら，賃金を得て，地域で生活する姿に私自身がエンパワーされていることに，感謝のつぶやきが絶えなかった。状況が許される限り，今後も定期的に浦河を尋ね，2人の先駆者としての自己成長過程を取材させていただけたら幸いである。

最後になったが，川村敏明先生を始め，浦河べてるの家の向谷地生良先生，向谷地悦子さん，その他関係者各位には大変お世話になりました。この場を借り

浦河べてるの家 その後の先駆者たちの動向

> **六月の浦河で早坂潔さんに贈る**
> 　　　　　　　　　　　　　　　大澤栄
>
> 昆布の波しぶきのような
> 波しぶきの昆布のような
> 馬の牧場さ　広々広がっているさ
> 浦河は　漁師の街だよ
> 浦河は　べてるの仲間たち
> 安心しながら　絶望しているよ
> 浦河は待っている
> 当事者研究　町を起こして
> 日本の先駆者なのさ
> べてるの仲間たち
>
> 潔どん　満面の笑顔
> 満面の笑顔　潔どん
> 会いたくなって　はるばる訪ねたさ
> 浦河は　昆布の街だよ
> 浦河は　浦河教会堂
> 安心しながら　サボっているよ
> 浦河は待っている
> 当事者研究　町を起こして
> 日本の先駆者なのさ
> べてるの仲間たち
>
> 口笛吹いているよ

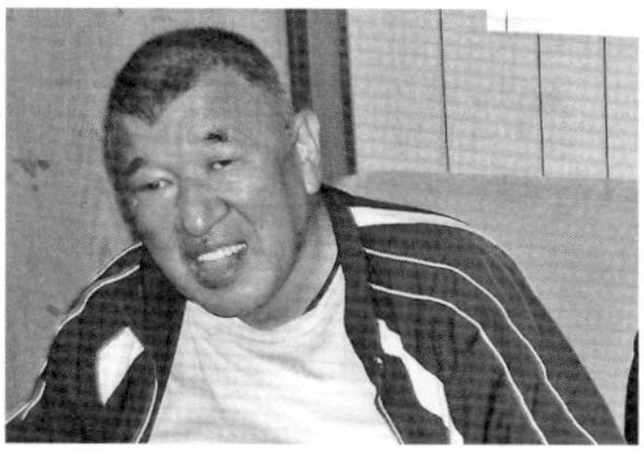

写真3　先駆者の1人。早坂潔さん（通称潔どん）。

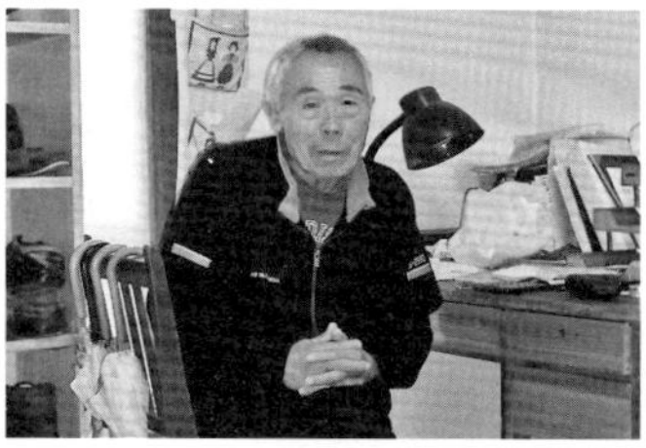

写真4　佐々木実さん。長年の福祉功労から2013年に精神障害者自立支援活動費（リリー賞）を受賞している。

てお礼を申し上げたい。

大澤 栄
東京家政大学看護学部看護学科
精神看護学 教授
〒350-1398
埼玉県狭山市稲荷山2-15-1
E-mail：oosawa-s@tokyo-kasei.ac.jp

〈引用・参考文献〉
1）日本精神科看護協会：精神保健福祉の最近の動向topics解説. nursing star, 14, p.14, 2014.
2）向谷地生良：【視点・論点】精神障害者の就労支援──統合失調症を中心として. 職リハネットワーク, 63, p.1-3, 2008.
3）日本交流分析協会：現代の交流分析（基礎）改訂版. p.42 - 49, 2005.
4）向谷地生良：「べてるの家」から吹く風. いのちのことば社, p.12-34, 2006.

精神看護出版の本

タイプやステージによって異なる認知症のケアと、老年期に好発する精神症状を区別してかかわっていくことで、老年期ケアは大きく前進する。

老年精神医学
高齢患者の特徴を踏まえてケースに臨む

【監　修】一般財団法人仁明会精神衛生研究所
【総編集】大塚恒子（一般財団法人仁明会精神衛生研究所）

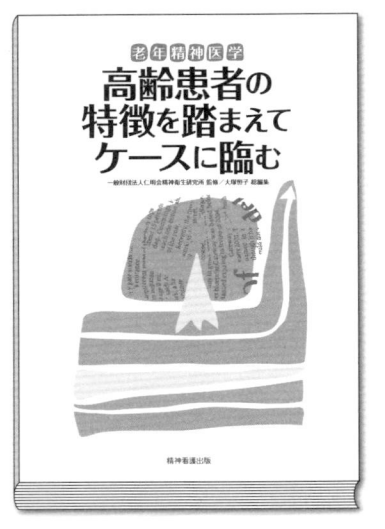

2013年8月10日刊行　B5判　216頁　2色刷
定価（本体価格2,400円＋税）
ISBN978-4-86294-049-0

　老年期の精神障害には、2つの大きな特徴がある。1つは老年期特有の生活環境の変化（たとえば、孤立、引退、身近な人との離別、死別など）との深い関連であるが、いま1つは、他の年代の精神障害とくらべると、「脳の器質性変化」が原因となっていることがきわだって多い、ということである。本書は、そのような高齢者精神障害の特徴を踏まえて、まず、第1部において、一般的な老年精神医学に関する事柄とともに、老年期の脳の器質的な障害についての十分な説明がなされており、第2部には、高齢者における精神障害の看護・介護についての基本的な考え方や、倫理的な問題、リスクマネジメント、家族に対する接し方、さらに、ケースを通しての看護・介護の実際について具体的に述べられるという展開となっている（「刊行にあたって」より）。

【主な目次】

第1部　高齢患者の特徴

PART1　老年期の中枢神経系の脆弱性
- 血管性変化
- 形態的変化　など

PART2　老年期初発のせん妄
- せん妄の定義と分類
- せん妄の原因　など

PART3　老年期精神障害
- 老年期精神障害の特徴
- 高齢化精神障害　など

PART4　認知症
- アルツハイマー型認知症
- レビー小体型認知症　など

PART5　脳神経症候
- 運動障害
- 摂食・嚥下障害　など

PART6　老年期精神障害の経過と予後
- 老年期精神障害の経過と予後

PART7　精神科病院での入院治療と外来治療
- 入院治療
- 重度認知症患者デイケアなど

第2部　ケースに臨む

PART1　対応に苦慮している高齢者看護の臨床
- 一般診療科、精神科、介護施設で困っている場面　など

PART2　高齢者精神障害の看護の基本
- カンフォータブル・ケア
- アクティビティ・ケア　など

PART3　高齢者への倫理的配慮とリスクマネジメント
- 高齢者への倫理的配慮
- 高齢者へのリスクマネジメント

PART4　対応困難な高齢者の看護の実際
- 高齢者の生理的反応による異常行動の事例
- 高齢者にみられた術後せん妄の事例

PART5　高齢者の精神疾患の看護
- 高齢化した統合失調症患者の事例
- 遅発性緊張病の事例　など

PART6　認知症の看護
- 認知症看護を展開するコツ
- 原因疾患や病期の経過による看護の特徴を理解する

PART7　家族看護
- 家族のたどる心理的ステップと家族の感情表出のケア
- 認知症性疾患別の家族ケアの特徴

みなさんからの研究論文や実践レポートを募集しています

●**精神科看護に関する研究,報告,資料,総説などを募集します!**

*原稿の採否
　(1) 投稿原稿の採否および種類は査読を経て査読委員会が決定する。
　(2) 投稿原稿は原則として返却しない。

*原稿執筆の要領
　(1) 投稿原稿に表紙をつけ,題名,執筆者,所属機関,住所,電話等を明記すること。
　(2) 原稿はA4判の用紙に,横書きで執筆する。字数は図表を含み8000字以内とする。
　(3) 原稿は新かな,算用数字を用いる。
　(4) 図,表,および写真は図1,表1などの番号とタイトルをつけ,できる限り簡略化する。
　(5) 文献掲載の様式。
　　①文献のうち引用文献は本文の引用箇所の肩に,1),2),3)などと番号で示し,本文原稿の最後に一括して引用番号順に掲載する。
　　②記載方法は下記の例示のごとくとする。
　　　ⅰ)雑誌の場合　著者名:表題名,雑誌名,巻(号),ページ,西暦年次.
　　　ⅱ)単行本の場合　編著者名:書名(版),ページ,発行所,西暦年次.
　　　ⅲ)翻訳本の場合　原著者名(訳者名):書名,ページ,発行所,西暦年次.
　(6) 引用転載について。
　　他の文献より図表を引用される場合は,あらかじめ著作者の了解を得てください。
　　またその際,出典を図表に明記してください。

●**実践レポートや報告もどんどんお寄せください!**
　職場での実践報告や看護の工夫などをお寄せください。テーマは問いません。研究目的,方法,結果,考察など研究論文の書式にとらわれなくても結構です。ただし,実践の看護のなかでの報告・工夫に限ります。8000字以内までまとめてください(図表・写真含む)。原稿の採否については編集委員会で検討します。

●**読者のみなさんとともにつくる雑誌をめざしています。**
　「クローズアップの取材に来てほしい!」「こんな特集をしてほしい」「この記事は面白かった,役に立った」など,思い立ったことやご意見などもお気軽にお寄せください。お待ちしております。採用の際は原稿のデータをフロッピーなどの媒体で送っていただきます。

送付先　㈱精神看護出版
●TEL.03-5715-3545　●FAX.03-5715-3546
●〒140-0001 東京都品川区北品川1-13-10ストークビル北品川5F
●Ｕ Ｒ Ｌ　www.seishinkango.co.jp/
●E-mail　info@seishinkango.co.jp

看護に行き詰ったら，当事者に訊いてみよう

第6回

・今・月・の・お・悩・み・

このまま病院で，ずっと……

当院には長期入院の患者さんが多く入院しておられます。その方たちの多くは入院以来（何度かの外泊を除いて），ほとんど病院外の生活をしてこなかった方たちです。病状は比較的安定しているものの，ご家族とも疎遠で，少なくとも近い将来の退院は見込めない状況です。

いまの病院での生活はこの方々にとってよいものなのか。私自身，管理された病院の生活よりも地域で自由に生活されたほうがよいだろうということはわかりますし，昨今の精神医療に関する国の制度政策は，こうした方々に地域に戻っていただくよう後押しするものとなっています。

しかし現実的に，毎日こうした長期入院の患者さんと接していると，「この方々はこのまま病院で私たちが世話をしていくほうがよいのではないか」という思いもよぎります。また，患者さんたちも高齢。この先，地域で自立して生活するには相当な苦労を要することは容易に想像できます。

その「苦労」する「権利」を，私たち医療者が保護者的視点で奪っていると言われればそれまでです。しかし，私にはどうしても，このような患者さんに「なにがなんでも退院して地域生活を送ってもらおう！」とは思えないのです。

みなさんにとって，私のような考えはどのように映るでしょうか？

（宮城県・精神科看護師・MIHO）

ANSWER 1　後藤美枝子さん

　私は，統合失調症です。結婚し，家族をもっています。社会福祉協議会の職員や保健師さんなどの助けを借りて生活しています。MIHOさんのような考え方になるのもしょうがないことだし，それが現実であるとも思います。

　退院促進をはかるために，長期入院の患者さんを地域に送り出すことは大切なことだとも思いますが，現在，地域の受け皿となるアパートなどの住むところだったり，福祉のサポートだったり，人的支援だったりが，充実しているのかといえばそうではないですよね。

　いまの世の中，精神科の病気ではない高齢者でさえも有料老人ホームをはじめとする施設に入っています。しかし，高齢でも精神科の長期入院の患者さんだから退院させて地域生活をさせる，ということに矛盾点を感じます。「苦労」する「権利」を奪うと言われればそれまでですが，地域生活を進めるなら，高齢者に対するそれなりの政策が必要だと思います。

ANSWER 2　ペンネーム 渡辺順郎さん

　家族が退院に反対しているからとか，いろいろな理由をつけ，精神科病院に隔離してきたツケがいま，あなたたち医療スタッフに回ってきているのです。これまで，日本ではハード面はつくってもソフト面はつくらなかった。いや，つくろうとしなかったのです。退院したいと患者が言ってきても，まだ早いとか，料理は作れるのか，銀行に行けるかなどと，生活するうえで必要なプログラムは1つも教えずに，放置してこられた。そして，いざ，何かを教えようとしても，患者には甘える気持ちと，外では生きられないという気持ちができあがり，結局何もしてこなかった。こういう患者さんは，医療スタッフが人間らしく接していき，最後まで面倒をみるべきでしょう。これしかありません。私が以前お世話になった精神科医は「患者さんの遺体は献体に送らず，無縁仏にした」ということです。ここまで面倒をみて医療は終わります。あなたにできますか？

ANSWER 3　ペンネーム りんごさん

　私は，統合失調症で入院歴のある，学生時代から一人暮らしの40代の女性です。看護師の資格をもっています。学生時代に実習に行った大学病院の精神科病棟には，30年位入院生活を続けており，住所が病院になっている患者さんもいらっしゃいました。

　一人暮らしは，気楽なものの，身のまわりのことをすべて1人でしなければいけないし，通院も1人で行きます。今年は，乳がんの疑いで通院検査を続けていましたが，検査に行くのも，結果説明を聞くのもいつも1人で行っていました。病気からすると，家族も一緒に結果説明を聞かないといけない症例だったようです。精神科に長期入院中の患者さんが，退院した場合，こういう場面にあたったとき，1人で対応，解決できるのか心配です。家族の援助のある場合は，よいでしょうけれど。ですから，私としては，長期入院をされている高齢の患者さんは，入院生活が続けられるほうが幸せな気がします。

ANSWER 4　ペンネーム たんぽぽまるさん

つい先日まで，急性期なのに病床数の関係で約3週間長期入院病棟にいました。MIHOさんのご意見はとても正直でまっとうだと思います。でも，保護やお世話で「暮らす力」を取り上げないでほしいのです。年齢に関係なく，長期入院の患者さんが地域に戻って暮らすのは，どんな理想を掲げてもいまの精神科病棟の看護状況ではかなり困難です。入院中に生活能力が萎えてしまうのです。家事は洗濯と時々の買い物くらい。普通ではあたりまえの掃除や料理の機会はほとんどありません。もちろん働く，ということも。徹底的に管理され，飼いならされた患者さんに，生活能力を回復させることなく地域へ戻すのは，あまりにも酷です。

長期入院の方が普通の生活に近い環境で「暮らす力」を育んでいける入院生活が送れたら，退院後の不安は大きく減るでしょう。そして，地域で生きていく夢を描く力が生まれ，希望の光が見えてくると思います。

ANSWER 5　ペンネーム アルジャーノンさん

私は長期入院をしたことがないので，拝読して感じたことをお伝えいたします。

まず，私が入院患者だったら，病院側は私に意見を尋ねてほしいと思います。何十年も長期入院したら，私がどう答えるかわかりません。長期入院でも，老齢の方でも，困難があっても，退院をしたいという人もいるかもしれません。退院促進が大きな流れなのはわかりますが，私だったら，私の意志を抜きにして，病院の方針とか，政治的な方針だけで決めないでほしい。

MIHOさんの悩みから，「外の世界」など思いもよらない人ばかりなのに，退院促進の方針を推し進めなければならないということとの狭間で苦悩されているのかと思いました。そのことに対して，一患者として，感謝をしたいと思います。正しいかどうかは別として，患者の幸せについて，悩んでくださる人がいる。それがなくて，着々と人間を捌くだけなら，もう病院は，ただの冷たい箱ですから。

ANSWER 6　ペンネーム ちよさん

私は本人が生活上の管理能力があるかどうか，体が元気で一人暮らしが可能か，ということが社会に出て生活するうえで必須だと思います。高齢の患者さんには，個室のあるグループホームみたいなところでケアすることが大切だと思います。高額な買い物をされてもご家族が大変ですから，注文したとしても無効にできる仕組みも必要だと思います。1人の人間として，病状と健康状態，社会生活への適応能力などを総合的に判断して，必要とあらば保護できる養護施設みたいな国の機関をつくっておかないと，一般市民に迷惑をかけて，ますます精神障がい者との関係の悪化を招くことになると思います。学校教育で，精神疾患の早期発見につながることを学び，社会人にも理解が進むよう，学べる場がいると思います。何よりも大切なのは，精神疾患をもつ本人が可能な限り社会とつながり，幸福感をもてる生活を送れること，充実した人生を送れることです。

Book of the month
書籍紹介

メンタルヘルス・ライブラリー34
精神病理学から何が見えるか
鈴木國文 著　批評社　定価（本体1,800円＋税）　2014

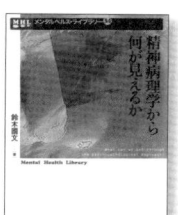

変容する精神科臨床のなかで，精神病理学が担うべき役割とは何か！？（中略）精神病理学に課せられた課題は，精神医学が人間の知の体系の中にいかに位置づけられるべきかを考察し，精神病理学を実践的な知として組み立て直すことではないか。（帯より）

いい子を悩ます
強迫性・パーソナリティ「障害」全対応版Q＆A
富田富士也 著　ハート出版　定価（本体2,500円＋税）　2014

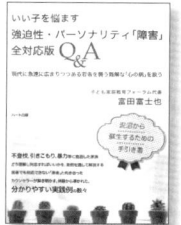

不登校，引きこもり，暴力等に直面した家族。どう理解し対応すればいいかを，実例を通して解説する。医者でも対応できない「患者」と向き合ったカウンセラーが解き明かす，体験から導かれた，分かりやすい実践例の数々。（帯より）

がん告知
そして家族が介護と死別をのり越えるとき
物語とQ＆Aで理解する介護家族の心のケア
バリー・J・ジェイコブス 著　渡辺俊之 監訳
星和書店　定価（本体2,600円＋税）　2014

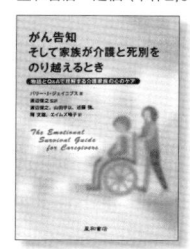

本書は，患者，家族の内的体験を詳細に記述した物語を軸に，がんの発病，介護，そして死別に至るまでの一連の過程が展開されている。長い期間，介護者の相談にのってきた著者による介護の知識や，様々な状況を想定したQ＆Aが内容も豊富に用意されている。（帯より）

シリーズ ケアをひらく
クレイジー・イン・ジャパン【DVD付】
べてるの家のエスノグラフィ
中村かれん 著　石原孝二　河野哲也 監訳
定価（本体2,200円＋税）　2014

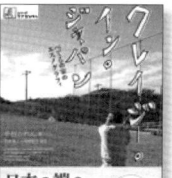

インドネシアで生まれ，オーストラリアで育ち，アメリカで映像人類学者となり，今はイェール大学で教える若き俊英が，べてるの家に辿り着いた。（中略）彼女の目に映ったべてるの家は果たしてユートピアかディストピアか？（帯より）

意外と知らない精神科入院の正しい知識と治療共同体という試み
こころの病気を治すために「本当」に大切なこと
青木崇 著　メディカルパブリッシャー
定価（本体1,600円＋税）　2014

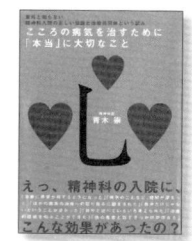

本書では，ほとんど知られていない精神科入院の基本的なことから，通院と入院の違い，入院が治療上有効的な「治療モデル」も紹介しています。そして，本書のもうひとつの大きなテーマである「治療共同体」。本書では，この治療共同体について詳しく解説していきます。

極論で語る神経内科
河合真　香坂俊 監修　丸善出版
定価（本体3,200円＋税）　2014

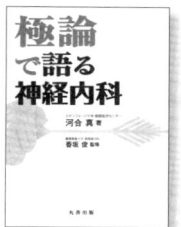

『極論で語る』シリーズ化決定！「"意識レベル低下です"はまず信じるな」「"てんかん"を"てんかん"と呼ぶな！」「入院中に認知症を診断するな！」など。ベッドサイドを甘く見るな！　神経内科臨床の真髄を語る珠玉のPearls。（帯より）

西 純一
プロへの道程
精神障害者ホームヘルパーとして
西純一 著　文芸社　定価（本体900円＋税）　2014

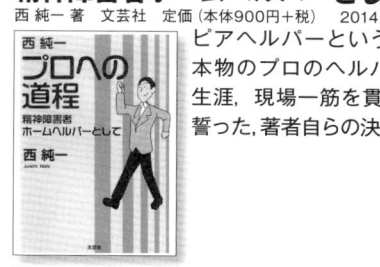

ピアヘルパーという範疇を超え，本物のプロのヘルパーをめざす。生涯，現場一筋を貫き通すことを誓った,著者自らの決意文。（帯より）

「これ」だけは知っておきたい
高齢者ケアにおける命を守る知識と技術
超基礎編
髙野真一郎 著　メディカルパブリッシャー
定価（本体1,800円＋税）　2014

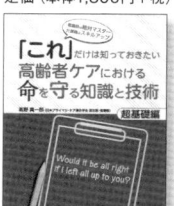

高齢者ケアに関する医学的な知識・技術を，超基礎的レベルを中心に解説しています。また，教科書ではあまり触れられていない，現場での実践的な技術について触れています。

清里 楽園生活のすすめ 02

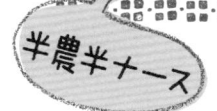

半農半ナース

『エレキが教えてくれたこと』

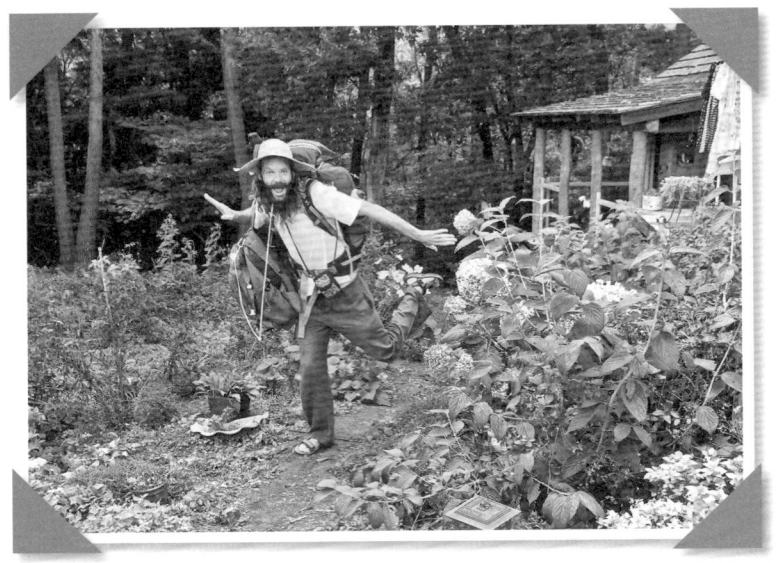

吉田周平
よしだ しゅうへい
医療法人韮崎東ヶ丘病院 看護師

　つい先日，それは仕事（看護）の帰り道。時刻は18時を過ぎたところ。空はすっかり暗くなり，車のヘッドライトをオンにして道路を走っていると，突如フロントガラスに親指を立てた手が見えたんですよ。しかも病院と自宅の中間あたりの葬儀場の前で……。

　おそるおそるバックミラーをのぞくと，そこに映ったのは，大きなリュックを背負った男。

　すぐにヒッチハイカーだと気づき，ギアをバックにいれた私はその男性のもとへ。

　乗り込んできたその男性は身長190cm，少し薄くなった金髪の長髪にのび放題の髭。

　満面の笑顔で話しをするその言葉からは優しさがにじみでていました。お互い片言の英語や日本語で会話をすると，今夜は私の住んでいる「清里」で夜を過ごそうと決めていたよう。

　なんとなく同じ空気を感じた私は「うちへ泊まったら？」と。

　そんな訳で，数日ではありましたが，彼とわが村で時間をともにする生活が始まりました。

　彼の名前はエレキ。フランス出身の，現在39歳。

　7年前から仕事を辞めて世界を放浪している自由な旅人。

　彼の旅はすべてヒッチハイク（飛行機とフェリーはどうしてもお金を使うよう）。

　宿は，気に入った場所で野宿するスタイル。

　ちょっとしたお金はもっていた

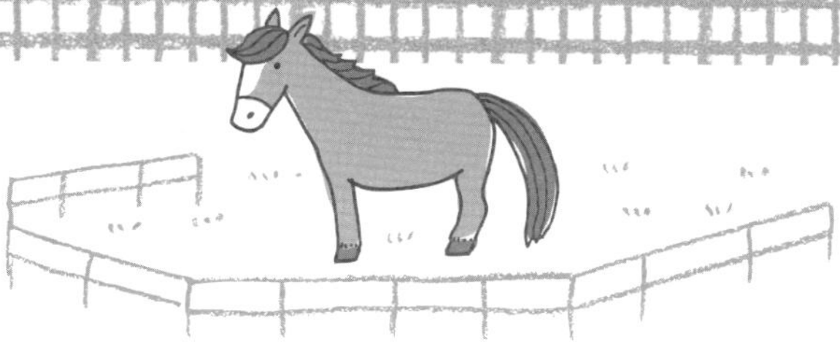

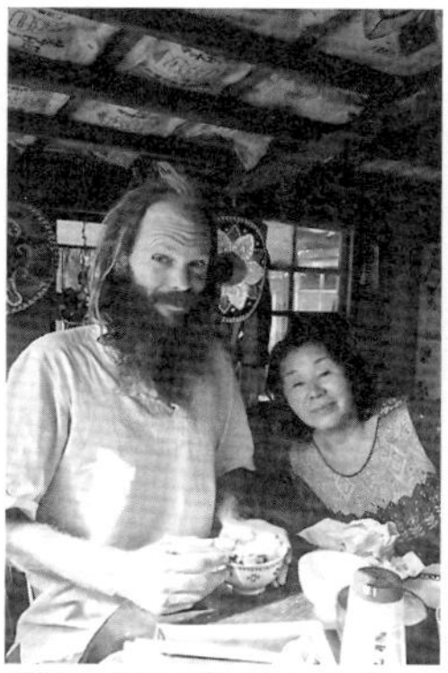

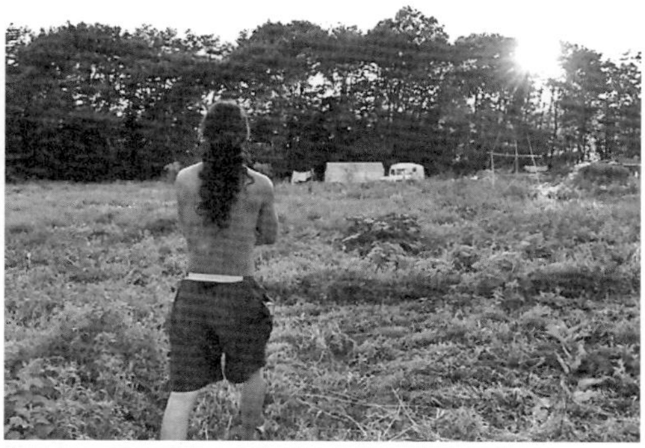

写真1・2 Villageに住む義母とエレキ。寝床は外ではなく、Villageの小屋で。「自分の生活を豊かにしていく働き方とは」。清里の自然の中で黙考する筆者。半裸で。

ようですが、彼のヒッチハイクの旅を聞いていると、お金を使うことなんてほとんどなさそうなんですよ。

今回、わが村に滞在している間も、食事はうちで採れた野菜や米。

お金を使わない生活。非現実的な感じですよね。

大抵の人は自分の時間を対価に収入を得る生活をしてると思います。

私もなるべくお金に依存しない生活の形を見つけるためにこのような生活をしています。お金を使う機会は少ない生活をしているほうだと思いますが（まったく使わないわけではない）、村を充実したものにするために必要な道具や、動物たちの食事代を捻出しなくてはなりません。だから看護師として働く。自分のいまの生活を充実させるための手段として。

しかしエレキの場合はというと、お金を得るために時間を費やすことのない代わりに、お金を使わない生活をしている。彼にとってはそれが普通なんです。そして必要な物があると、誰かがそれを分け与えてくれる。

そんな彼の生き方を見ていて、いろいろと考えさせられました。

いまの自分を取り巻く環境というのは、自分が自分の人生のなかでつくりあげていったものだということ。そしてどのように自分の時間を過ごすことが、より人生を豊かにしていくことになるのか、などなど。

たしかに、自分の時間を対価に得る収入が増えれば増えるほど、物質的には豊かな生活を送れるかもしれません。しかし違う側面から見れば、自分のための自由な時間は失われるわけで、本当はその失われた時間を使って、実りの多い人生を送ることができたかもしれない。

私がこのような生活や人生を送る理由もそこなんです。

目に見えるお金であったり、物質的なものに傾倒し、そこに自分の時間を割くのではなく、自分の生活が豊かなっていくための時間の確保。まずはそこを優先したい。

そのためにはもちろん仕事もしていく必要があるのですが、「仕事と生活のバランスが上手に成り立っているという実感を得られている」ということがとても大切なのだと思うのです。

みなさんは1日の時間の使い方をどのようにしているでしょうか？

次回は具体的なVillageでの生活を交えながら、時間について書いていきたいと思います。

喪失と再生に関する私的ノート
[NO.12 震災後の（中長期の）支援のあり方とは]

NPO法人相双に新しい精神科医療保健福祉システムをつくる会
相馬広域こころのケアセンターなごみ所長／精神科認定看護師
米倉 一磨 よねくら かずま

物的・人的支援を振り返って

　震災後，当法人は，国内外からの団体，個人からの多額の寄付金や人，物資の寄付をいただきました。なかには車両の寄付をいただくなど，寄付の方法や規模に違いはありましたが，さまざまなご支援をいただきいまにつながっているのです。

　個人的にうれしかったことは，震災後初めて食べたお寿司でした。当時，私の住んでいる南相馬市は原発事故後，避難により物資の供給が滞り，スーパーや商店は営業時間や販売量を制限して営業していました。私は原発事故の終息もみない状況で，仕事がなくなり，おにぎりと少しのおかずで耐え忍びながら原発事故の被害の拡大の危機に備えつつ生活を送っていました。

　震災後，設立予定の訪問看護ステーションの調査のために訪れた東京都三鷹市にある，『多摩たんぽぽ介護サービスセンター』所長の千葉信子さんにご馳走していただいたお寿司の味は，人生のなかでいちばんでした。当時贅沢を控えていた私にとって，元気づけられ，忘れられない思い出となっています。

　意外な寄付の形もありました。震災後，心のケアチームで働いていたころのことです。ある方が「スタッフが休めるようにこれで温泉でも行ってきたら」と現金を寄付してくれたのです。後で聞いたお話ですが，その方は，阪神淡路大震災を経験した精神科医だったそうです。温泉旅行は実現しませんでしたが，それは「長期化する活動で無理をしていては長続きしないよ」という支援者への体験的な教訓であったと，この医師の著書で知りました。

　当法人は，震災復興関連の委託費で運営されています。しかし法人の立ち上げ時，事務所を立ち上げるための事務用品や車の費用は，委託費の支払いが遅れ，賄いきれませんでした。このとき，震災後に寄付を申し出ていただいた方の寄付が役に立ちました。受け取る側となって初めてわかったのですが，多くの寄付は，どこにどのように使われるか不明な点が多いのです。しかし報告に現れやすい直接的な活動に加え，法人の立ち上げ時に必要な物資や人材など，間接支援に役に立つことがわかりました。それでも，透明性のある法人の設立が大前提であったため，立ち上げるまでの苦労は相当なものでした。

　震災から1年が過ぎると，被災地の様子が外部に発信される機会が減少し，関心が薄れ，それに反比例するように，現地の心のケアのニーズが高まり，支援は枯渇していきました。です

から，大規模災害に際しては，末長い資金提供と定期的なボランティアによる人的支援が必要です。ある国際支援団体の一部は，急性期よりも長期に渡る支援の必要性を重視し，いまも私たちへの支援が続けてくれています。具体的には，現地のニーズを汲み取ってコメディカルを雇用し，月に何度か同じ支援者を派遣するなどの支援をいただいています。

このような支援は受け入れ側に煩雑な報告書の作成を課すことなく，毎回違う支援者に状況を調整する手間もなく，ピンポイントな支援につながります。また，経験の少ない支援者のスキルアップのためのコンサルテーションや実習といった支援も，間接的な支援として効果的でした。

私たちのようなNPO法人の主な財源は県や国の委託事業で，毎年予算をもとに実施されます。しかし震災後しばらくの間は，増えつづける予測不可能で多様なニーズに応えなければなりません。委託事業だけでは，財政的な問題から支援のチャンスを逃がしてしまいます。今回のような長期に渡る資金提供や人的支援は，こうした委託事業と非営利活動の隙間を埋める重要な間接的支援なのです。

しかし，私たちも待つだけではいけません。支援を受けるには，発信のあり方を考えることも大事な活動になります。この連載もこれらの活動のための一助となればと思い，続けさせていただいています。

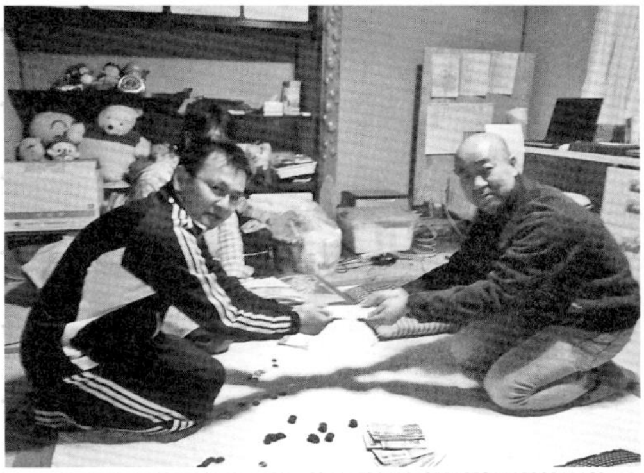

写真1　復興のため有志の会へ寄付をしていただいた土屋様

震災の経験から学ぶ新たな看護の役割とは

私たちは急遽立ち上げた組織ですが，地域から求められる精神科看護師の役割には，現場の仕事に加え，経理面や広報支援から活動を維持・拡大していくための役割も含まれます。これは，まだ多くの看護師から認知されていない役割ではありますが，地域で活動する，特に精神科に特化した訪問看護ステーションの看護師は切実に感じているはずです。かつての日本は福祉施策が乏しく，地域のコミュニティが生活弱者を支えてきた歴史がありました。現代では，このようなコミュニティが失われているため，医療保健福祉団体やNPO法人がこうした活動を代行していかなければならないのだと実感しています。私は震災の経験から，看護師も，このような役割を担う1人として期待される時代にきていると感じています。

（次号に続く）

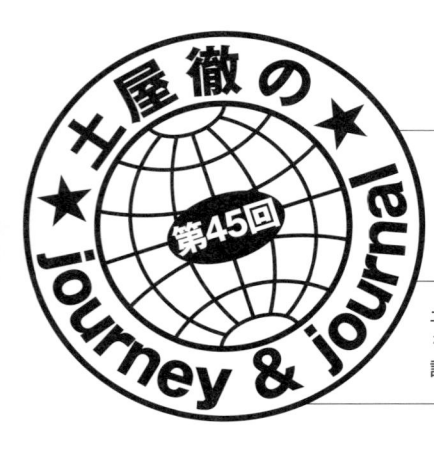

土屋徹の journey & journal 第45回

FPN48への想い

土屋徹，office夢風舎 舎長。その他，クリニックに勤務しながらフリーランスとして全国を飛びまわり，精神保健福祉関連の研修を行う土屋さんが，〈個人的に肌で感じた〉，看護師さんが知っておいて損はない精神保健医療の動向とニーズを紹介します。

先日，福島県に行ってきました。

今年2回目の福島県でのお仕事です。前回はビックパレット福島でのお仕事でしたが，そのときはその場所が震災時には避難所になっていことが嘘であるかのように静まり返っていたことを思い出します。

今回は，郡山駅からあさかホスピタルへ向かったのですが，「浜通り」の様子とはまったく違い，表面上は震災などなかったかのような雰囲気でした。私は千葉県に住んでいるので，まったくと言っていいほど影響はありませんでしたが，まだまだ元の生活とは程遠い生活を送る方々がたくさんいるんだろうなと考えてしまいました。

さて，昨年も書いたのですが，福島県でのピアサポーター関係のお仕事についてまたまた書いてみようと思います。福島県のピアサポーター養成などについては，3年前からかかわりをもっているのですが，なんと今回のお仕事は『ピアサポーター養成研修・講師研修会』という，ピアサポーターが，今後養成研修を行う際に研修講師を務めるための研修会でした。

福島県のピアサポーターの取り組みはとてもおもしろいので少しだけ紹介してみたいと思います。3年前から養成研修を受け，実際に活動しているピアサポーターは，それぞれかかわりのある施設などに所属をしています。もちろん，ピアサポーターと名乗るには，県が主催する研修会に参加して，修了証をもらうことが条件ですので，知識だけでなく経験もしっかりされています。そして，ピアサポーターは県の精神保健福祉センターに登録することになっており，協力してくれる雇用主が見つかったり，講演や研修会の依頼があったときには，県がマネジメントをしてくれます（登録は，ご本人の希望であり強制ではありません）。

現在，福島県では48名の登録があるそうです。まるで，個人個人はそれぞれの芸能事務所に所属していて，活動するときだけまとまって活動するAKB48のようです（福島で「AKB48みたいだね」と，例えに出したら笑っていましたが）。このような取り組みは全国的にも珍しいというか，県という行政が主体的にピアサポーターを応援しているということ自体すごい取り組みだと思います。それだけ，行政もピアサポーターの力量や必要性に注目をしているということでしょうね。

実際の研修では，リカバリープランのつくり方，ピアカウンセリングの実際（個別・グループ），自分の健康を守る（クライシスプランまで）を取り上げました。さらに，それぞれについて，自分たちが研修講師になったときの受講生への接し方や，プランなどをつくるときにアイディアを引き出すための声かけの仕方などを「裏ネタ」として扱いました。それに加えて，研修の進め方やスタッフとしての心得など

もみんなで学びあいました。いままで，研修を受講する立場であることが多かった参加者からは，「研修って，そんな風に進めていたんだ」「ちょっとした声かけで，世界が広がるようなアイディアが出るんですね」など，興味深い感想をたくさんいただきました。

2日目の午後は，協力雇用主向けの研修でした。この取り組みはピアサポーターのことを知っていただくとともに，ピアサポーターが活動をしていくための土壌づくりでもあります。福島県ではこの土壌づくりも県が研修としてしっかり行っているのです。実は，ピアサポーターを養成しても，雇用されて働く場，ピアサポーターとして活動する場がまだまだ少ないというのが全国的な現状です。ピアサポーターの研修会を開いても，「結局活動する場がないから……」と悲観的な反応を示す方もいるのです。

ですから，養成するだけでなく『土壌の開拓』も一緒に行っていく必要があるのではないかと思います。ちょっと悪い書き方をしてしまうと，ピアサポーターへの偏見は専門職がいちばん強い，なんてことも現実にあります。

今回の研修では，すでにピアサポーターを養成する講師になるための研修まで行っているということ，またいままでのピアサポーターの活動などをお伝えした後に，いくつかのグループに分かれてグループワークを行いました。

そのグループワークでは，ピアサポーターにお任せしたいことや，これだけは任せられないかな，ということをみんなで書き出して，模造紙にまとめていきました（そう，ちょっとしたKJ法のように）。最終的に見てみると，お任せしたいこととしては『一緒に同行訪問をしてほしい』『通院を一緒にしてほしい』『当事者だけのグループを運営してほしい』といった意見がたくさんあがりました。専門職から見ても，ピアサポーターが担える役割はたくさんあるのだなと実感しました。しかし反面，お任せできない（悩む）こととしては『車の運転』『急性期の対応』『夜間の対応』ということが書かれていました。たしかに専門職からすると，病気や障害をもっているから任せられないかな，と思えてしまうようなことが書いてありました。それぞれ想いは異なるとは思いますが，全体的にはいくつかの工夫をしていくことで，チームの一員として，ともに支援をする側のスタッフとして協動していけるのではないかと思います。私も『病気や障害を経験しているからできる強みもあれば，病気や障害をもっているからまわりが不安になってしまう弱みもある』と考えます。しかし，今後いろいろな工夫や取り組みをするなかで，積極的にピアサポーターが活躍する場が増えていってほしいと願っています。

あ，今回のタイトルの『FPN48』というのは，土屋が福島・ピア・ネットワーク48名の登録から勝手に考えたものです。なんか，だんだんオヤジギャクになってきましたね……。

詳細は以下のホームページでぜひぜひ見てみてください。

福島県 https://www.pref.fukushima.lg.jp/sec/21840a/support-1.html
ピアスタッフの集い
http://pssr.jimdo.com/
https://www.facebook.com/peer2014

> ブログ，よろしかったら見てください→
> 「つっち～のお部屋　私のつぶやき」
> http://tuchi-t.cocolog-nifty.com/

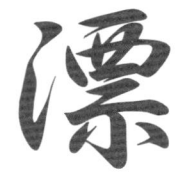

坂田三允の漂いエッセイ――105

揺らぎ

　10月28日，函館では初雪が観測された。職場の窓にはカーテンが掛けられており，私が直接見たわけではないけれど，朝の予報では最高気温が8℃，最低気温は3℃という今年いちばんの冷え込みだったのだから雪が降ってもおかしくはない状態だったことは確かだ。かつて名寄の寒さと雪で鬱々とした日々を過ごした私は，ちょうどその前日に「函館って雪は多いの？」などと尋ねて，「いや～名寄から見たらまったく降るというううちには入らないんでないかい」という頼もしいお返事をいただいたばかりであった。それなのに，まだ10月だというのに，初雪なのである。しかもその日の夕方のニュースでは，昨年よりも6日遅く，平年より13日遅いなどと報じているではないか。う～ん。またまだまされたのかなぁと一瞬思ったけれど，雪が降ったからといってずっと降り続くわけでもなく，帰宅するころにはもうすっかり晴れあがっていたし，次の日には暖かさも戻ったので，とりあえず第1回目の寒波到来ということなのだろうと思うことにした。

　とはいうものの，函館は風が強く，しかも日没時刻は日一日と早くなっていくものだから，朝夕の通勤時間帯の寒さは結構骨身に沁みる。職住接近，15分歩くか歩かないかという距離。真冬のブリザードのなかでも凍えることなくたどり着けるようなところで泣き言を言うつもりはないが，関東の暖かい空気になじんでしまった者にとって，函館の風は冷たい。だから，たとえ「ただいま」と言っても「おかえり」と返してくれる人がいないさみしい家であっても，そこに入って風を感じなくなるだけでほっとするのだ。

　というわけで，このところ私は，終業の時間になると買い物もそこそこに，とにかく早く家に帰り着きたくて一心不乱にひたすら歩くことにしている。ところが，そのようにしてたどり着いたわが宿舎が，なんとなく物足りないのだ。違和感といってもよい。夏場はそうでもなかったのだが，最近とみに物足りなさを感じるようになっていて，ずっと気になっていた。

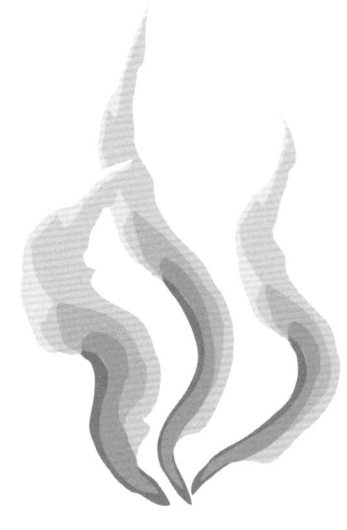

坂田三允
さかた みよし
多摩あおば病院看護部顧問（東京都東村山市）

Miyoshi SAKATA
TADAYOI ESSAY

　北海道では珍しいことではないが，私が住んでいる宿舎は「オール電化」と呼ばれる住宅で，すべてのエネルギーが電気で賄われるようになっている。炊事も暖房もお風呂も全部電気だけが頼りの生活である。コンロはIH，お湯も格安の深夜料金で1日に必要な分を沸かしておく電気温水器，暖房は蓄暖器（正式には蓄熱暖房機というらしい）なるものを使用する。話には聞いていたから，すべてのものがスイッチ1つで動いているというのは便利だろうなぁと思ってはいたのだ。でも，いざそういうところに住むということになったとき，真っ先に考えたのは停電のときはどうするのかということだった。名寄にいたころ，灯油が切れて一晩ものすごい寒さのなかで凍える体験したことからくる気がかりだ。「石油ストーブは場所をとるしなぁ」とか普段は大雑把なのに妙に細かいことまで気にして熟慮（？）した結果，選んだ暖房器具（？）はホッカイロというお粗末さであったのだが，ともあれ，ホッカイロを大量に購入して，オール電化の生活が始まった。それは（11月からまた値上がりするという）電気料金のことさえ気にしなければ，確かに便利な生活ではあったけれど。

　そして，つい先日，テレビを見ていてようやく気づいた。私の住まいに足りないもの，それは"炎"だということに。テレビでやっていたのは『世界の日本人妻』といったようなタイトルの番組だったと思う。スウェーデンでの生活のなかで，暖かさは蒸気のセントラルヒーティングで確保できるけれど，炎が恋しくてエタノールを燃す偽物の暖炉を使うという話が出てきたとき，「ああ，これだったのか」と納得できたのだ。

　私は子どものころから炎を見るのが好きだったことを思い出す。私のなかで，炎は「家族」と結びついている。小学生だったころ，長靴の中に入った雪をトントンと落とし，囲炉裏で燃える炎の傍らに置いて長靴を乾かしてくれたのは母だ。帰りが遅くなった日に提灯を揺らしながら迎えに来てくれたのは父。街灯などなかった時代，暗闇のなかを1人で歩いているときに揺れる提灯を見つけたときの安心感，揺らぐ炎を見つめながらついウトウトしてしまうときの心地よさ。きっとそれは私の体の奥深くに沁みこんだ記憶。

　炎は心に似ている。本当に細やかな，あるかないかのような空気の動きであっても炎は微妙に揺らぐ。心もまた何気ない一言に傷ついたり，有頂天になったりする。キャンプファイアのように火の粉を撒き散らしながら燃え盛る炎も，埋み火のなかでちろちろと動いている炎も，静かにひっそりとあたりを照らす蝋燭の炎もみな好きだ。心の揺らぎは生きている証。揺らぎがあるからこそ美しい。揺れ動く蝋燭の炎を眺めながら，遠い昔の暖かい思い出に身を委ねてみようかな。暖かいけれど，炎のない部屋でそんなことを思っていた。

本との話

長嶺真智子 ながみね まちこ
一般財団法人精神医学研究所附属
東京武蔵野病院 看護師（東京都板橋区）

あきらめない恋愛と結婚
精神障害者の体験から
やどかりブックレット編集委員会 編
渡修　山田明　和田公一　和田千珠子 著
やどかり出版　定価（本体1,000円＋税）　2014

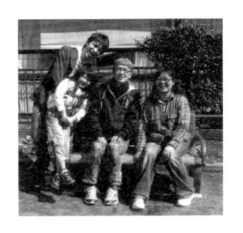

知りたかった軌跡

　私が以前勤務していたのは精神科の長期療養型病棟だった。10年以上前の話だが、当時その病棟は性別により分けられており、患者さんたちは職員以外に異性とのかかわりがないまま、何十年もの間入院生活を送っていた。そうした事実に衝撃を受けた私は、なぜ男女が分かれて入院しているのかと先輩看護師に尋ねた。すると「男女一緒になったら、何が起こるのかわからないじゃないの」との答えが返ってきた。あまりにもあっさりとした返答に、私は二の句が継げなかった。

　「何かが起こる」というのは、恋愛感情を抱くことで気持ちが揺れて病状が悪化するということなのか。たとえそうだとしても、精神障害を抱えている患者さんは異性と恋愛することも、結婚することも、出会うことさえも許されないのか……。精神科には、恋愛、ましてや結婚を口にすることはご法度であるかのような空気が未だ漂っているように感じる。そうしたなかでも、恋愛や結婚を叶えた当事者たちの思いと軌跡を私は知りたかった。

それぞれの恋愛・結婚・出産

　本書は4人の当事者がそれぞれの恋愛や結婚、出産についての想いを綴っている。第1部は、社会不安障害を抱える渡さんが彼女と同棲するまでの話だ。一見病気も軽いのだろうと思われるかもしれないが、治療は決して順調に進んだ訳ではないようだ。

　渡さんはさまざまな薬を試み、副作用で大変な思いをしてきた。彼女もうつ病を抱えており、お互いの症状を理解できずに喧嘩になったこともあった。同棲生活を維持するために働かなければならないプレッシャーがあるが、病気で辛く、思うように働くことができない現実との間で葛藤する様子が詳細に述べられている。それでも働きながら同棲生活を続けられるのは、傍に大切な人がいてくれるからこそであり、彼女が生きがいになっていると渡さんは言う。

　続く第2部は、結婚後に統合失調症を発症した山田さんの話だ。家族に迷惑がかからないようにという配慮と、距離をあけたほうが良好な関係を保つことができると考えた結果、山田さんは妻や子どもと別に住む暮らし方を選んだ。新しい家族のあり方だ。入院中に拘束や悪性症候群、生命にかかわる身体副作用を経験し、いまも幻聴に苦しむことがあるという。時に障がい者として生きることにくじけそうになり、苦しさや症状に翻弄されながらも山田さんが地域で過ごすことができているのは、家族の存在が大きい。「うちの中の全てのものは、みんなパパに買ってもらったものです。全てのものやことにパパの恩を感じないものはありません。ありがとう」という妻からの手紙が、何よりの証だ。

　そして第3部と4部は、当事者同士の和田さん夫婦の話だ。妻

BOOK REVIEW

の妊娠に，周囲から多くの反対を受けながらも出産する。しかし，乗り越えなければいけない壁は1つではなかった。育児はできないと医師に判断され，一時的に乳児院に子どもを預けられたこともあったそうだ。だが，絶対に取り戻すと夫婦で誓い，厳しいプログラムをこなし，やがて子どもは夫婦の元へと帰って来る。これまでの道のりを振り返り，夫は言う。「恋愛にせよ，結婚にせよ，うまくいかないこともあるけれど，心が揺れる経験は無駄じゃない」と。そして妻は「障害の生きづらさと人の幸せは比例しません。(中略)たった一度の人生だもの」とのメッセージを残している。

諦めない"共歩者"として

統合失調症をはじめとする精神疾患をもつ方の多くは，人とのかかわりが苦手であると言われている。長年の入院で社会から隔離されていると，人との付き合いやそれを継続することに困難を感じることもあるだろう。しかし，そうした苦手や困難を避けて当事者の病気の悪化を防ぐことだけが，果たして私たち医療者の役目なのだろうか。

精神科医療が隔離収容中心であった時代には国民優性法があり，当事者にとって恋愛や結婚，就労という選択肢はなかった。しかし地域生活中心の医療にシフトされたいま，当事者が望んでいた生活がその手にようやく取り戻されつつある。医療者側の都合に翻弄された揚げ句，地域に出たら「恋愛や結婚は病状を悪化させる」では，あまりにも勝手ではないか。医療の体制が変わっても，患者さんのもつべき権利だけが何ひとつ変わっていないというのはさびし過ぎる。

愛する人と関係を深めることで，もしかしたら病気に影響を及ぼすことがあるかもしれない。だが，人との出逢いから生まれる心が震える経験や，愛する人を想う胸の痛みは，人間誰しもに与えられるべきあたりまえの権利ではないか。そして，そこに生じる気持ちの揺らぎは，人を想う気持ちから派生したごく自然なものかもしれない。精神疾患の病名のもとに病気の症状として一括りにされている可能性はないだろうか。私たちはもう一度，そのことを考えてみる必要がある。

それでも病気が悪くなったとき，周囲の人間や医療者が抱く恐れや不安は，誰に対してのものだろうか。当事者の恋愛や結婚にまつわるリスクを最小限にするための知識や技術を，私たちは十分に持ち合わせているとは言い難い。そう考えると，実は私たちの力不足により抱く不安を当事者に転嫁していたことに気づく。

障害をもっていない人でも，恋愛や結婚がしにくくなっている世の中だ。そのような環境のなかでも4人の当事者たちは，症状に苦しみながらも愛する人と添い遂げる夢を叶えた。諦めなかったのだ。私たち医療者も，諦めない当事者の夢を叶える"共歩者"になってもよいのではないか。障害の有無にかかわらず，人間は誰しもに恋愛をする権利がある。同時に，それに伴うリスクを経験する権利もあるのだ。

本書を読み終えたとき，あのころ私が抱いていたしこりが，柔らかく解けていた。

2014年「精神科看護」総目次
第256～267号（Vol, 41 No, 1～12）
*表示は題名，著者，号数，開始ページ

特集

●1月号：地域で働く！
【特集座談会】地域ケアの魅力 - 病棟と地域の垣根を超えて．相澤和美・佐々木理恵・松井洋子・望月明広，256 (1)，4
地域ケアに従事することで開かれた視点① - 家で暮らす人が好き．篠﨑めぐみ，256 (1)，13
地域ケアに従事することで開かれた視点② - 1人の人間として．川村弘子，256 (1)，17
地域ケアに従事することで開かれた視点③ - ケアの場は本人の生活の場でもある．野々上武司，256 (1)，22
地域ケアに従事することで開かれた視点④ - 自分の感性を生かし，自分のやりたい看護を．高屋かおり，256 (1)，26

●2月号：看護師のためのメンタルヘルス支援・復職サポート
【特集座談会】予防的視点でスタッフのメンタルヘルスをサポートする．古口尚美・星野大・菊池綾子，257 (2)，4
職場における復職サポート - ラインケアとメンタルサポートチームの協働について．砂道大介，257 (2)，9
MSTのサポートを受けて．Aさん（匿名）・山口華子，257 (2)，16
【特集インタビュー】メンタルヘルス支援の現状と課題 - CNSの活動から考える．江波戸和子，257 (2)，21

●3月号：スタッフとの関係 つくり方・育て方
【特集座談会】スタッフとの関係を構築するために．山口いずみ・伊藤雅子・白石美由紀・石田正人，258 (3)，4
自他の権利を認めたうえで，自分の思いを発言する力 - アサーションの導入を巡って．山中葉子・笹原珠子，258 (3)，14
スタッフの声をもれなく拾っていくために．湯田文彦・今井正・藪下祐一郎・師山広子，258 (3)，20
他職種からみた看護師のコミュニケーション① - 安心を届ける連携に向けて．望月明広，258 (3)，23
他職種からみた看護師のコミュニケーション② - 専門職同士の理解，他職種連携から当事者理解まで．川口敬之，258 (3)，28

●4月号：看護補助者の「力」を活かす
看護補助者の「力」を活かす - 組織に求められる支援・体制とは．加納佳代子，259 (4)，4
いかにモチベーションを高めていくか - 看護補助者による院内研究発表と，"オムツのスペシャリスト" 育成を通して．庄司祐，259 (4)，11
【座談会】ともに育ち・育てあう環境をめざして．中庭良枝・奥田照美・相山千代子・臼井千尋・三鶴透，259 (4)，17

●5月号：診療報酬改定にあたり精神科臨床はどう変わるか
平成26年度診療報酬改定をどう考えるか．吉浜文洋・坂田三允・辻脇邦彦・千葉信子，260 (5)，4
【座談会】平成26年度診療報酬改定を受けて - 臨床の場への影響を検討する．木下孝一・池田成幸・松下直美・尾﨑貴夫，260 (5)，21

●6月号：グループの力をとらえなおそう
【特集インタビュー】グループの力をとらえなおす．武井麻子，261 (6)，4
グループの不思議 -「希望を叶える会」としてのハーブティーグループ．白柿綾，261 (6)，12
精神科看護師のためのサポートグループ - 自己の感情を語り，受け入れる容れ物として．青戸由理子・大森眞澄，261 (6)，18
ゴールを意識したグループを．土屋徹，261 (6)，24
【座談会】私たちの "変化" を振り返って．松岡裕美・デイケアメンバー，261 (6)，28

●7月号：基本にたち返る行動制限最小化
【座談会】行動制限の適正化・最小化のための土台づくり - 飯塚病院の場合．村田繁雄・佐藤朝子・皆川昌人・湯田文彦，262 (7)，4
基本は何度も振り返らなければいけない - 行動制限最小化のための基本情報．須田幸治，262 (7)，12
精神科病院に入院が必要となる認知症者に対する行動制限への一提言．南敦司，262 (7)，19
不安を共有することで始まった行動制限最小化への第1歩 - 看護師の不安に焦点をあてた一考察．鎗内希美子，262 (7)，26

●8月号：WRAP®ってなんだろう？
WRAP®とはなんだろうか - 僕の体験を通じて．増川

ねてる. 263 (8), 4
WRAP®と私. 小泉素直. 263 (8), 14
病院のなかでWRAP®を導入・実践していくために. 小成祐介. 263 (8), 21
私が, 私を「取り扱う」- 精神科訪問看護にWRAP®を取り入れて. 藤田茂治. 263 (8), 29
多様なニーズに対応する - WRAP®という方法. 三澤剛. 263 (8), 38
●9月号：働く環境, 再考 - 魅力ある職場をめざして
【座談会（1）】多様な働き方を実現するための工夫 - 短時間正職員制度 - 長谷川病院の場合. 田巻宏之・伊藤則子. 264 (9), 4
【座談会（2）】魅力ある職場づくりに向けて - 要としての課長（師長）の役割. 麻場英聖・見津かおり・牛島一成. 264 (9), 11
みんなで本気で取り組む職場環境の向上 - 琵琶湖病院の実践. 寺井元・秋岡美紀. 264 (9), 18
●10月号：見直してみよう看護記録 Part2
臨床場面の"どこ"に焦点をあてて記録を書くか - 言葉・MSE・フレームワークを通じて. 武藤教志. 265 (10), 4／巻末資料. 265 (10), 74
患者に納得を得られる看護記録の表現方法 - 患者同席による看護記録作成の試み. 齋藤良昭. 265 (10), 13
看護記録の作成上のポイント. 髙田誠. 265 (10), 21
【座談会】電子カルテはチーム医療の柱である - あるいは「自由に書く」ことをめぐって. 榊明彦・山地滋. 265 (10), 25
●11月号：レクリエーションのなかから看護を考える
【座談会】レクリエーションは精神科看護師にとって「宝箱」である. 石川幸代・原田瞳. 266 (11), 4
認知症患者にはこのようなレクリエーションが必要だ. 南敦司. 266 (11), 10
レクリエーションにおける看護の専門性とは. 奥山勤武. 266 (11), 16
●12月号：法・制度の改革からみる精神科看護師の将来像
「精神科病院の構造改革」と看護職の意識変革. 吉川隆博. 267 (12), 4
精神保健福祉法の改正 -「指針」の内容と看護職の将来像. 吉浜文洋. 267 (12), 14
【座談会】改正精神保健福祉法と地域移行支援－退院後生活環境相談員を看護職が担う意味. 小成祐介・北舘有紀子. 267 (12), 22

学術講演

〈第20回日本精神科看護学術集会 専門II 学術講演〉認知症患者の退院へ向けた連携（前半）. 繁信和恵. 256 (1), 70
〈第20回日本精神科看護学術集会 専門II 学術講演〉認知症患者の退院へ向けた連携（後半）. 繁信和恵. 257 (2), 72

基調講演

〈第39回日本精神科看護学術集会 基調講演〉精神科看護のスキルとしてのチームマネジメント. 大塚恒子. 264 (9), 26

特別講演

看護師に求められるもの - 対人関係の視点から. 武井麻子. 266 (11), 22

研究報告

統合失調症患者に対して心理教育を行う看護師が意図する技に関する基礎研究. 松田光信・河野あゆみ. 256 (1), 42
長期入院統合失調症患者の退院支援チームにおける精神科看護師の課題 - 精神科看護師の態度からの一考察. 吉村公一. 259 (4), 62

実践レポート

宮古山口病院地域生活支援室における地域移行支援とアルコール依存症サポート. 小成祐介. 258 (3), 59
スタッフ間で共有化された『実習指導マニュアル』の作成. 小瀬古伸幸・藤田みゆき・吉良麻衣. 259 (4), 42
精神看護学実習の指導内容にもとづく日々の指導内容記入用紙・実習指導ファイルの作成. 野坂幸江. 260 (5), 42
認知行動療法を専門とする院内認定看護師育成プログラム. 中島富有子・皿田洋子・石井慎一郎. 260 (5), 58
新看護方式パートナーシップ・ナーシング・システム導入. 鈴木善博・眞野惠子・大塚靖代. 265 (10), 53

REPORT

イタリアの地域精神保健の現状と日本における精神看護を変革する鍵. 國方弘子・白石裕子. 258 (3), 44
「働く場」を創る -『訪問看護ステーションみのり』のピアヘルパーの活動を取材して. 編集部. 258 (3), 66
ナラティヴ・アプローチの視点からとらえた浦河べてるの家における実践の意味. 白石裕子・東サトエ・

田上博喜・國方弘子．261（6），62
国立ハンセン病資料館・国立療養所多磨全生園の見学が看護教育にもたらすもの．小森ウメノ．262（7），62
浦河べてるの家 その後の先駆者たちの動向 - 異なる文化を通じて感じた精神保健と看護．大澤栄．267（12），50

TOPICS

精神科認定看護師制度 平成27年度改正．一般社団法人日本精神科看護協会，261（6），35

特別記事

日本精神科看護技術協会東京都支部による「看護研究セミナー」の取り組み．畠山卓也・嵐弘美・小山達也・目黒巧・高岡宏次・阿部貴子．257（2），33
桶狭間病院藤田こころケアセンターのクリニカルパス - 導入から定着，フォローアップまでの経緯．野中英雄．262（7），45
あなたの地域に，リカバリーの風を吹かせる方法 - 学会でWRAPワークショップを開催して．安保寛明．264（9），38
精神科における持効性注射剤の安全な筋肉注射の方法 - 超音波診断によるエビデンスにもとづいた安全な投与部位と注射針の刺入深度．谷岡哲也・安原由子・酒巻咲子・升田茂章・高瀬憲作．266（11），35

ANGLE

●精神科臨床からの緩和ケアへの眼差し

①欧米で緩和ケアが生まれた背景とその歴史．荒井春生．256（1），50
②がんを合併した統合失調症患者の痛みを考える - Support Team Assessment Scheduleを用いた調査から．荒井春生．257（2），41
③がんを合併した統合失調症患者の看取りを考える - 患者と看護師のかかわりから見えてきた精神的ケアの内容．荒井春生．258（3），51
④【座談会】多職種の視点から単科精神科病院における緩和ケアを考える．荒井春生・小林一彦・小佐野智子・奥脇百合子・増田冨美子・長坂はるみ・大竹山陽子・清水隆善・畑川竜也・鷹野正吾．259（4），50

連載

●クローズアップ

大阪府茨木市・茨木病院．256（1），33
東京都練馬区・陽和病院．257（2），49
熊本県熊本市・城南病院．258（3），33
山形県山形市・山形さくら町病院．259（4），33
大阪府八尾市・八尾こころのホスピタル．260（5），33
鹿児島県伊佐市・大口病院．261（6），49
熊本県上益城郡・益城病院．262（7），33
和歌山県海草郡・国保野上厚生総合病院．263（8），49
山梨県韮崎市・韮崎東ケ丘病院．264（9），49
神奈川県相模原市・相模ヶ丘病院．265（10），33
千葉県東金市・浅井病院．266（11），49
東京都多摩市・多摩中央病院．267（12），33

●形なきものとの対話，竹中星郎

46 耕治人．256（1），Ⅰ
47 モンテーニュ．257（2），Ⅰ
48 ヴァイツゼッカー．258（3），Ⅰ
49 内田百閒．259（4），Ⅰ
50 リチャード・P・ファインマン．260（5），Ⅰ
51 J.コタール．261（6），Ⅰ
52 ヴィクトール・E・フランクル．262（7），Ⅰ
53 ジャン＝ジャック・ルソー．263（8），Ⅰ
54 ヒポクラテス．264（9），Ⅰ
55 吉田洋一．265（10），Ⅰ
56 老子．266（11），Ⅰ
57 蓮如．267（12），Ⅰ

●写真館，大西暢夫

142 志水徹也さん．256（1），Ⅱ
143 中川靖久さん．257（2），Ⅱ
144 渡部イネさん．258（3），Ⅱ
145 目方照雄さん．259（4），Ⅱ
146 山岸幸人さん．260（5），Ⅱ
147 小山田俊樹さん．261（6），Ⅱ
148 太田光紀さん．262（7），Ⅱ
149 蔵元恭平さん．263（8），Ⅱ
150 有松夕希子さん．264（9），Ⅱ
151 山本茂盛さん．265（10），Ⅱ
152 騎馬一二さん．266（11），Ⅱ
153 寺本真理子さん．267（12），Ⅱ

●喪失と再生に関する私的ノート，米倉一磨

①連載を始めます．256（1），58
②穏やかな午後に．257（2），29
③避難のタイミングはいつか．258（3），72
④私の決断．259（4），70
⑤芸は身を助く．260（5），68
⑥マブダチ作戦と保健所の仕事．261（6），70
⑦戦友たちとの忘れられない出会い．262（7），70

⑧中長期支援に課せられた自分の使命. 263 (8), 70
⑨絶望と希望の狭間でスタート当初の混乱. 264 (9), 70
⑩多職種チームのリーダーシップとは. 265 (10), 66
⑪多職種チームの理想を追い求めて. 266 (11), 70
⑫震災後の（中長期の）支援のあり方とは. 267 (12), 64

●土屋徹のjourney & journal, 土屋徹
34 家族同士で相談を扱う. 256 (1), 60
35 自殺対策と精神保健. 257 (2), 31
36 みんなで語っていいじゃない. 258 (3), 74
37 障害者施設の虐待について. 259 (4), 72
38 虐待のこと（前回の続き）. 260 (5), 70
39 30年が経って……. 261 (6), 72
40 「働きたい」を応援する. 262 (7), 72
41 不登校とひきこもり. 263 (8), 72
42 どうなってしまうんだろう……. 264 (9), 72
43 地域支援にむけて. 265 (10), 68
44 研修会で変わる・広がる. 266 (11), 72
45 FPN48への想い. 267 (12), 66

●坂田三允の漂いエッセイ, 坂田三允
94 農業の未来？ てんとう虫のアブラムシ退治. 256 (1), 62
95 ばば, 泣いちゃダメよ. 257 (2), 64
96 びおやじ⁉. 258 (3), 76
97 支援の手はどこから……？. 259 (4), 74
98 挨拶・感謝・素直. 260 (5), 72
99 夜は長い. 261 (6), 74
100 エアキュウショク⁇. 262 (7), 74
101 喉に刺さった鰊の小骨. 263 (8), 74
102 父と娘. 264 (9), 74
103 年中行事. 265 (10), 70
104 顔は公共物. 266 (11), 74
105 揺らぎ. 267 (12), 68

●本との話
『うつと生 - うつを通過し, そして笑った精神科医』. 渡辺麻美, 256 (1), 64
『人はなぜ依存症になるのか - 自己治療としてのアディクション』. 樋田香織, 257 (2), 66
『洛北岩倉と精神医療 - 精神病患者家族的看護の伝統の形成と消失』. 鷹野朋実, 258 (3), 78
『ねじ子のぐっとくる体のみかた』. 松永深雪, 259 (4), 76
『コミュニティ支援, べてる式。』. 小林伸匡, 260 (5), 74
『生活習慣病としてのうつ病』. 小瀬古伸幸, 261 (6), 76
『カウンセラーを何を見ているか』. 小倉圭介, 262 (7), 76

『幸せのメカニズム - 実践・幸福学入門』. 鈴木善博, 263 (8), 76
『根源へ』. 渡邉久美, 265 (10), 72
『治療的アセスメントの理論と実践 - クライアントの靴を履いて』. 久保博之, 266 (11), 76
『あきらめない恋愛と結婚 - 精神障害者の体験から』. 長嶺真智子, 267 (12), 70

●NEXT VISION
日本精神保健看護学会 第24回学術集会. 松下年子, 256 (1), 30
メンタルヘルスの集い（第28回日本精神保健会議）. 林直樹, 257 (2), 62
日本集団精神療法学会 第31回大会. 髙林健示, 258 (3), 42
第11回日本高齢者虐待防止学会 横浜大会. 副田あけみ, 259 (4), 28
日本災害看護学会 第16回年次大会. 筧淳夫, 260 (5), 30
第19回聖路加看護学会学術大会. 森田夏実, 261 (6), 58
日本看護教育学会 第24回学術集会. 吉富美佐江, 262 (7), 42
精神看護ケア検討会. 小林信, 264 (9), 44

●"いい"かげんな看護
⑪開放区. 立花唯, 256 (1), 66
⑫利用者から同僚へ. 中村大祐, 257 (2), 68

●統計なんて怖くない 看護研究ゼミ
①ファーストステップを終えて. 比江島欣愼・田代誠・横嶋清美・岩崎啓太郎・今井正・金成千鶴・宮下大紀, 257 (2), 57

●過古のひと - 夜明け前の看護譚
①病棟六瘤. 榊明彦, 260 (5), 54
②耳は, どこだ（前編）. 重黒木一, 261 (6), 42
③耳は, どこだ（後編）. 重黒木一, 262 (7), 56
④マタサブロウの意思. 榊明彦, 263 (8), 62
⑤鏡に映る情けない自分の顔. 重黒木一, 264 (9), 62
⑥人間不合格. 榊明彦, 265 (10), 42
⑦怒涛の運動会. 重黒木一, 266 (11), 62
⑧風邪 絶ちぬ. 榊明彦, 267 (12), 42

●看護に行き詰ったら, 当事者に訊いてみよう
①自分の仕事の意義を見失いつつある……. 祐司・福田一夫・新村朋子・野々宮浅葱・川北誠・まゆかん・

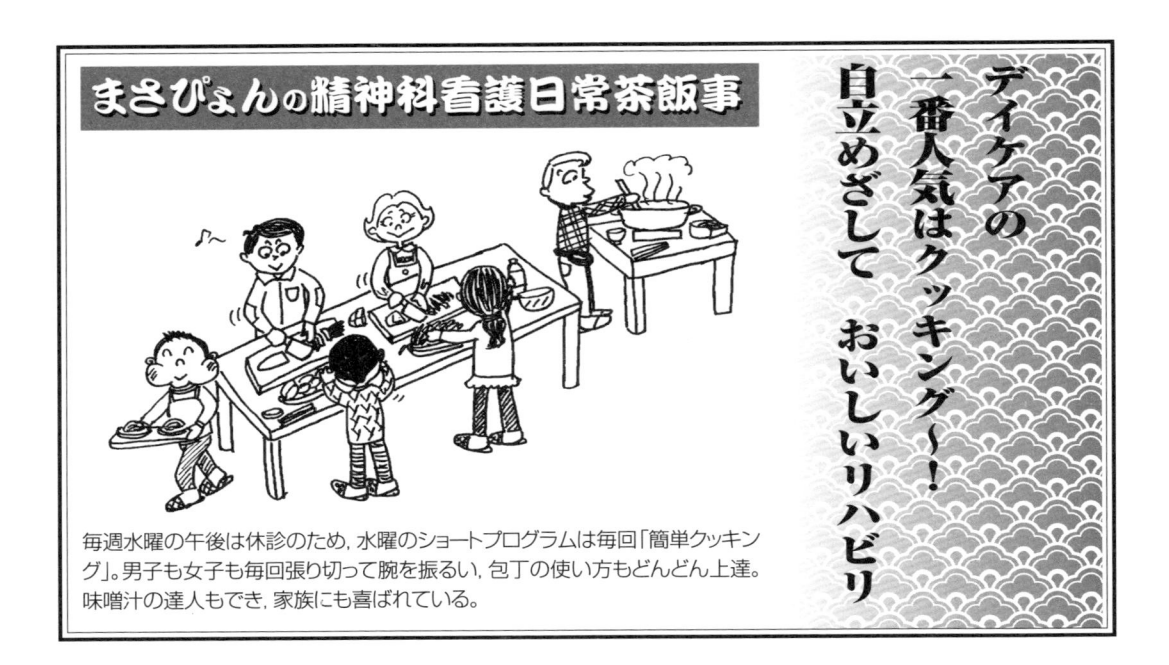

はにゅけんまま，262(7), 30
②同僚・上司とうまくいかない！．かの子・藤枝脩平・榎田伸也・ユキマツリ・大野美波・TAK・ハイジ，263(8), 46
③男性看護師って，どうですか!?．宏太郎・峯村秀一・灯路・さざなみ・こだぬき・大野美波・髙見青磁，264(9), 58
④接遇の常識とは．鹿島・めだか・渡辺順郎・ライ麦畑・髙見青磁・のら猫・貴井実久里，265(10), 50
⑤薬の件で……．小暮久枝・華月・くぅも晴れるや・にこ・髙見青磁・やよい　すみれ・福田一夫・植田敏彦，266(11), 58
⑥このまま病院で，ずっと……．MIHO・後藤美枝子・渡辺順郎・りんご・たんぽぽまる・アルジャーノン・ちょ，267(12), 58

●清里 楽園生活のすすめ，吉田周平
①「Village People」村長です．266(11), 46
②エレキが教えてくれたこと．267(12), 62

●まさぴょんの精神科看護日常茶飯事
256(1), 21
258(3), 27
259(4), 16
263(8), 20
264(9), 69
265(10), 49
266(11), 69
267(12), 76

まさぴょんの精神科看護日常茶飯事

デイケアの一番人気はクッキング〜！
自立めざして　おいしいリハビリ

毎週水曜の午後は休診のため，水曜のショートプログラムは毎回「簡単クッキング」。男子も女子も毎回張り切って腕を振るい，包丁の使い方もどんどん上達。味噌汁の達人もでき，家族にも喜ばれている。

精神看護出版の本

実習や臨床で支持をいただいている人気書が，32ページ増のパワーアップ！

必携！精神看護学実習ポケットブック 増補版

2014年9月発行　B6判変型（182×111mm）　240頁　定価（本体価格1,800円＋税）　ISBN978-4-86294-052-0

【編著】
野中　浩幸（藤田保健衛生大学医療科学部看護学科精神看護学 教授）
乾　富士男（畿央大学健康科学部看護医療学科 准教授）
心光世津子（国立精神・神経医療研究センター病院 看護師／大阪大学大学院医学系研究科保健学専攻 招へい研究員）

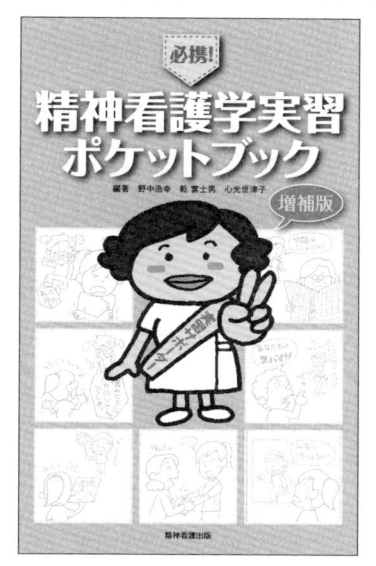

今回の増補改訂では，多様化する精神科臨床に対応すべく新たに4つの事例を追加。また，近年の法律・制度改正や新薬の登場，そして「入院中心から地域での支援へ」という流れを受け，患者さんが退院後に利用するであろう社会資源などの解説も資料として新たに加えました。精神科医療をめぐる時代の変化に対応しつつ，変わることのない精神看護学のエッセンスをギュッと詰め込んだ本書は，精神科看護を志す，すべてのビギナーにとって必携の書です！

【主な目次】

◇第1部　看護過程のポイント
① 患者と互いに知りあい関係を築いていきましょう！
② 患者とともに患者の目標を明確にし，計画を立てましょう！
③ 患者が計画を実行するのを援助しましょう！
④ かかわりや患者の反応から目標や計画を見直しましょう！
⑤ 実習を振り返り，患者やスタッフと看護過程を共有しましょう！

◇第2部　精神看護学実習で遭遇する場面（事例）

◇第3部　精神科看護の基礎知識を知ることで実習をより豊かに！（資料）
● 精神科医療で見られる症状の解説
● 精神保健医療福祉に関する用語とその根拠となる法律・制度 new!
● 退院を支援する仕組み（在宅療養の支援）new!
● よく使われるカルテ用語 new!
● 実習に臨むにあたり知っておきたい向精神薬 new!

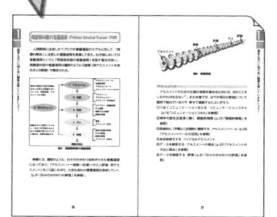

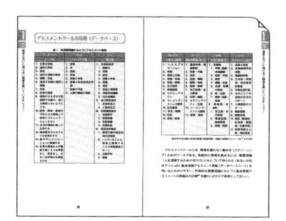

本書の構成

第1部
ペプロウのモデルにもとづく看護過程の展開に問題志向型の看護過程（「アセスメント」「診断」「計画」「介入」「評価」）が組み込まれた構成となっています。

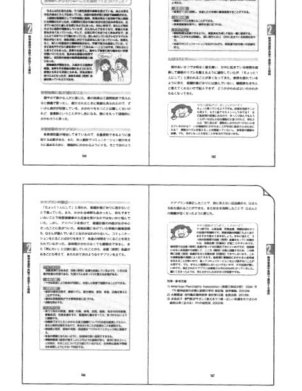

第2部
臨床において，どのように看護計画は立てられ，時に修正が加えられ，展開されていくのか。精神看護学実習で実際に遭遇する場面をもとに紹介しています。

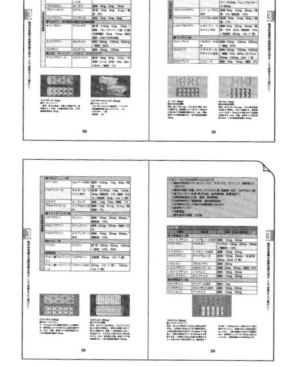

第3部
「精神科看護の基礎知識」として，（精神科で）よく見られる症状，よく使われるカルテ用語・向精神薬，などを資料としてまとめています。

精神看護出版の本・CD-ROM

改訂 精神科ビギナーズ・テキスト〈身体管理編〉

監修　特例社団法人 日本精神科看護技術協会
編著　大塚恒子（一般財団法人仁明会精神衛生研究所副所長）
　　　坂田三允（医療法人社団新新会多摩あおば病院看護部長）
　　　吉浜文洋（佛教大学保健医療技術学部看護学科教授）

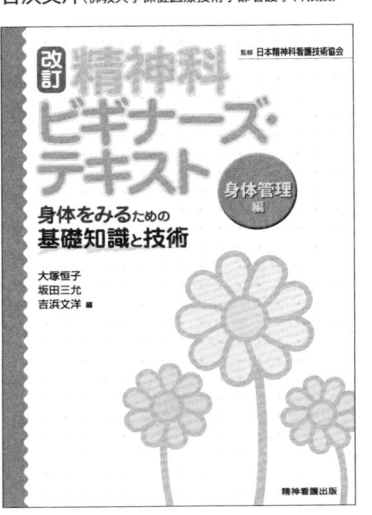

B5判　152頁　2色刷　2014年3月刊行
定価（本体価格1,800円＋税）　ISBN978-4-86294-050-6

2008年5月に刊行した『精神科ビギナーズ・テキスト〈身体管理編〉』が部分改訂となります。今回の改訂では、ここ数年における身体管理技術の改訂内容（「救命救急処置」や「高血圧症」など）を盛り込んだ内容となっております。新人教育や身体ケアを学び直したい看護職・ケアワーカーに最適の1冊です。

目次
- **PART1**　精神科における身体管理──気をつけなければならないこと
- **PART2**　精神科病棟で出会う主な症状とアセスメント
  - 発熱／意識障害／頭痛／嚥下障害／悪心・嘔吐／腹痛／便秘・下痢（排便の異常）／浮腫・脱水・排尿障害（体液調節機能にかかわる異常）／骨折
- **PART3**　知っておかなければいけない主な疾患
  - 肺炎／慢性閉塞性肺疾患（COPD）／心疾患／脳血管疾患／便秘・イレウス／肺血栓塞栓症／悪性症候群／高血圧症／糖尿病／多飲水・水中毒／大腿骨頸部骨折／がん
- **PART4**　できるようになっておきたい主なケア技術
  - 吸引／ネブライザー吸入（気管内加湿法）／酸素吸入／経管栄養法／中心静脈カテーテル法（IVH）／ストーマケア／導尿／グリセリン浣腸／褥瘡／スタンダードプリコーション（標準予防対策）／救命救急処置

CD-ROM版 日本精神科看護学術集会論文集 vol.14

監修：特例社団法人日本精神科看護技術協会

2014年3月刊行　定価（本体価格5,000円＋税）
ISBN978-4-86294-051-3

＊本CD-ROMは「日本精神科看護学術集会誌 Vol.56」を基に作成しております。掲載されている研究者名，施設名，論文内容は原則として発表時のままです。

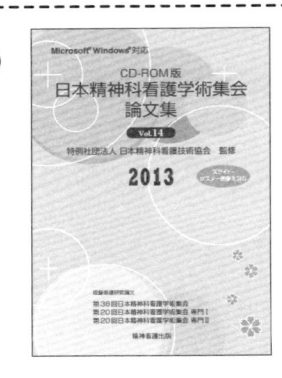

主な特徴

- 全文検索が可能。
- 2013年の日本精神科看護学術集会で発表された看護研究論文を全文収録（論文発表時のスライド画像，ポスターセッション画像を含む）。
- 2012年以前の日本精神科看護学会誌・学術集会誌に掲載された論文の論文情報（キーワード，執筆者など）も検索可能。

●収録看護研究論文
- 第38回日本精神科看護学術集会　　　　　（**272** 論文収録）
- 第20回日本精神科看護学術集会 専門Ⅰ　（**64** 論文収録）
- 第20回日本精神科看護学術集会 専門Ⅱ　（**55** 論文収録）

◆収録形態
PDFファイル形式（PDF内のテキストデータは，コピーできないように設定してあります）。

◆動作環境
日本語版Microsoft Windows／Vista／7／8
Internet Explorer7.0.1以上。256MB以上のRAM（512MB以上を推奨）。500MB以上の空き容量のあるハードディスク。本体内蔵または外付けのCD-ROMドライブ。

＊団体名および，著者の所属，肩書きは刊行時のものです。

精神科看護 2015 1
THE JAPANESE JOURNAL OF PSYCHIATRIC NURSING

次号予告 NEXT ISSUE 2014年12月20日発売

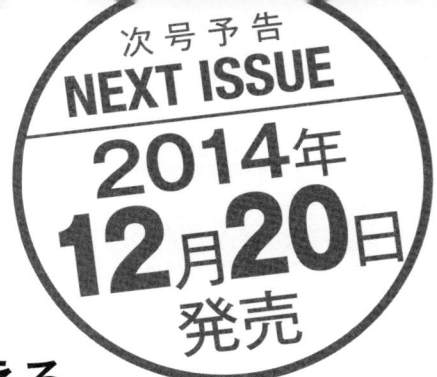

特集 身近なところから始める・考える「患者参画」

【座談会】
あらためて考える,「患者参画」ってなんだろう
看護に患者さんをどう巻き込むか
患者さんの"希望"から始める看護計画のために

など

Editing Post Script

◆今号の坂田先生のエッセイを読んでいて,ある旅先での体験が浮かびました。そこは山奥の小さな温泉街で,宿の周囲には街灯もなく,夕方過ぎに散策しようとすると宿の人が提灯をもたせてくれるのです。なんとも心もとないのですが,その灯りを頼りに暗闇のなかを歩くと,不思議と心が落ち着くのでした。しかし数年後,再訪すると,街灯が方々に……。聞けば,観光客から「暗くて危ない」というクレームが相次いだそう。さして人も歩かない道を,街灯が煌々と照らす風景がなんとも虚しかったことを思い出します。　　　（M）

◆地域精神保健福祉機構・コンボに協力をいただいている連載「看護に行き詰まったら当事者に効いてみよう」。テーマに対する何通もの「答え」に目を通していると,いつもズシリとした感触が背筋を走ります。今回の「悩み」は長期入院患者の退院に関する内容。みなさん,ご自身の体験から時に厳しく,時に配慮深くご回答されています。意見が非常に分かれる内容でしたが,共通しているのは,入院されているご本人の思いが優先されるということ。今回の内容は特集のテーマ（と課題）と響きあうものでしたが,やはり,ご本人の思いが置き去りにされない形で議論が深まればと思います。　　　（S）

Staff

◆編集委員
木下孝一（医療法人共生会南知多病院）
瀬野佳代（医療法人社団恵友会三恵病院）
畠山卓也（公益財団法人井之頭病院）
松岡裕美（東京医科歯科大学医学部附属病院）
南　敦司（医療法人北仁会旭山病院）

◆編集協力
南迫裕子（公益財団法人神経研究所附属晴和病院）

◆EDITOR
霜田　薫／鈴木基弘

◆SALES MANAGER
齋藤　翼

◆DESIGNER
田中律子／浅井　健

◆ILLUSTRATOR
BIKKE

◆発行所
（株）精神看護出版
〒140-0001 東京都品川区北品川1-13-10
ストークビル北品川5F
TEL.03-5715-3545／FAX.03-5715-3546
http://www.seishinkango.co.jp/
E-mail　info@seishinkango.co.jp

印刷　山浦印刷株式会社

●本書に掲載された著作物の複製・翻訳・上映・譲渡・公衆送信（データベースへの取込および送信可能化権を含む）に関する許諾権は,小社が保有しています。

精神科看護
2014年12月号　vol.41 No.12　通巻267号
2014年11月20日発行
定価（本体価格1,000円＋税）
ISBN978-4-86294-171-8

定期購読のご案内　月刊「精神科看護」は定期購読をおすすめします。送料,手数料は無料でご指定のご住所へお送りいたします。バックナンバーからのお申し込みも可能です。購読料,各号の内容,申し込み方法などは小社webサイト（http://www.seishinkango.co.jp/）をご確認ください。

雑誌『精神科看護』広告媒体資料

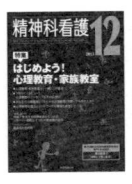

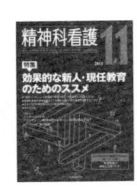

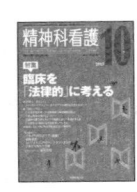

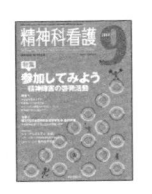

雑誌『精神科看護』は発行より40年を迎え，精神保健医療福祉分野で仕事をする看護者に向けた専門誌として広く購読されています。精神保健医療福祉の動向にもとづいた特集，調査報告・研究，精神科看護技術に関する連載，最新の精神医学の解説，関連図書の紹介・書評などを掲載しております。

発行：月間（毎月20日発行／本体価格1,000円）／**発行部数**：7,000部
主購読者：精神科病院（総合病院の中の精神神経科含む）・保健福祉施設に勤務する看護者，看護師等養成機関で働く教員（看護者），コメディカル等にご購読いただいております。
判型：B5判／**頁数**：80〜96ページ／**表紙**：4色／**本文**：2〜1色

広告募集中！

雑誌『精神科看護』では随時，広告の募集を行っております。出稿を検討される方は下記の要項，広告料金をご確認のうえお申込ください。なお，掲載希望号がある場合は申込の際に担当者にお伝えください。

❖ **お申込方法**
　お電話（03-5715-3545）にてお申込ください。
　＊掲載号によってはご希望のサイズに沿えない場合がございます。

❖ **広告申込締め切り**
　発行日の50日前（前々月末日）必着

❖ **広告原稿締め切り**
　発行日の30日前（前月20日）必着

❖ **入稿に関して**
　広告原稿はCD-ROMなどを下記の送付先に送付いただくか，メールで送信して下さい。

❖ **ご請求に関して**
　雑誌刊行後，広告掲載誌とともに請求書を送付いたします。

求人広告料金 [掲載場所：表3対向ページ（最終ページ）／色数：1色]

サイズ	囲み枠（天地mm×左右mm）	本文スペース（天地mm×左右mm）	広告料（税別）
1頁	237×151	227×149.5	80,000円
2/3頁	155×151	145×149.5	60,000円
1/3頁	74×151	64×149.5	35,000円
1/6頁	74×74	58×72	20,000円

広告料金

掲載場所	サイズ	色数	寸法（天地mm×左右mm）	広告料（税別）
表4	1頁	4色	190×155	160,000
表3	1頁	1色	226×155	100,000
表3	1/2頁	1色	110×155	50,000
記事中	1頁	1色	220×146	80,000
記事中	1/2頁	1色	102×146	40,000
記事中	1/4頁	1色	102×68	20,000
綴込広告	1枚	設定なし	製品広告	160,000
綴込広告	1枚	設定なし	記事体広告	180,000

送付先　精神看護出版　○〒140-0001　東京都品川区北品川1-13-10　ストークビル北品川5F
　　　　○TEL.03-5715-3545　○FAX.03-5715-3546　○E-MAIL.info@seishinkango.co.jp